# 東洋医学ではじめる 出産準備教室

妊産婦と赤ちゃんのための
身体づくり・セルフケア

第2版

辻内敬子 著　豊倉節子 編集協力

医歯薬出版株式会社

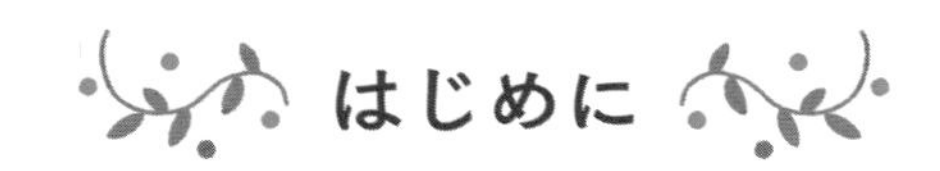

# はじめに

私は開業鍼灸師として，女性の健康と自己実現をサポートするために，長年にわたって鍼灸治療を行ってきました．

妊娠中の鍼灸治療に対する私の活動は，1990年に都内の助産院で助産師と共同で始めた「安産のための東洋医学教室」から始まります．その後，さまざまな産院やクリニックでお灸教室や母親教室を担当させていただき，多くの妊娠中の女性とかかわることができました．その経験のなかで，「つぼ」を伝えるだけでなく，妊娠中の身体の使い方や過ごし方に関心が向くようになりました．

近年の少子化・晩産化の進行から，妊産婦のケアにおいてもメンタルヘルスケアや異常を予防することの重要性が強調されています．東洋医学では，病気に至る原因は日常生活の過ごし方にあるととらえています．妊娠期は，身体と心の変化が顕著であり，胎児の身体の基礎をつくる大切な時期です．その過程で発生する精神的なストレスや過労は，母子の身体の免疫力を低下させ，自然治癒力を減退させてしまいます．

「身心一如」の医学といわれ，未病を重視し，できるだけ薬を使わずに自然治癒力を高める東洋医学は，妊娠期から授乳期にかけてのこの大切な時期においても大きな力を発揮するものと考えています．自然治癒力は，自然に身につくものではありません．自然治癒力を養うため自ら積極的に働きかけ，養生やセルフケアに努めることによって獲得できるものであり，出産に向けた準備が必要であることは，昔も今も変わることはありません．

本書初版の発行から11年が経過しました．この間に，助産にかかわるさまざまなガイドラインが策定・改訂され，最新のエビデンスに基づいた手技が紹介されています．また，統合医療に関する情報も増加しています．本改訂版では，妊産婦さんをとりまく環境や最新のガイドラインにあわせて内容を更新し，鍼灸のエビデンスの現状も紹介しながら，助産師の方々や妊産婦さんにとってより活用しやすい内容となるよう心がけました．

本書には，妊産婦さんに伝えたい東洋医学の知恵を盛り込んでいます．妊産婦さんに具体的なアドバイスができるもっとも身近な医療者は助産師さんです．女性があるがままの自己を受け入れ，母親としての自信をもちながら成長していく過程で，助産師さんの専門知識と経験に基づくケア，そして温かいサポートは欠かせません．

本書が助産師の皆さまのスキル向上と妊産婦さんの不調や不安の緩和に向けた手引き書となり，幸せな妊娠・出産・産後を支える一助となれば幸いです．

2024年1月　**辻内敬子**

## 助産師の立場から

私は30年来，鍼灸師・辻内敬子氏とかかわり，助産院で毎月お灸教室を開催し，多くの妊産婦がお世話になりました．東洋医学を取り入れた妊産婦へのアプローチの方法は具体的で，すぐ実践へと結びつけられることに感動しました．「目から鱗」という表現がありますが，まさにそれです．

本書は，妊産婦が自分の身体を知り，自分自身で自然治癒力を養うことを基本としています．

女性にとって妊娠は，今までの生活を見直す良いチャンス．快適な妊婦ライフを経て，元気にお産をして，母子ともに健やかに過ごしたい．この思いは昔も今も変わらず，いつわりのない願いです．

最近は，痛みのない分娩（無痛分娩）を希望する方が多くなっていると聞きますが，陣痛のつらさを乗り越える力や出産を乗り越えた達成感を妊産婦にどのように伝えるのか，これも助産師の力のみせどころではないでしょうか．

本書は，妊娠期の身体づくりの方法やマイナートラブル・陣痛などの緩和法，母乳トラブル対応，産後養生まで，東洋医学の知恵を取り入れた予防法やケアをきめ細やかに学ぶことができる内容となっています．助産師は，自分自身の身体と心の健康管理ができてはじめて生命の尊厳に向き合った魂の入った技を発揮できるのです．助産力を高める意味でも，本書の活用をぜひお勧めいたします．

2024年1月　**豊倉節子**

# 目　次


はじめに …… 辻内敬子　ii

助産師の立場から …… 豊倉節子　iii

## 第1章　出産準備教室に活かそう！　東洋医学の知恵と考え方　1

1　触れること・聴くことから始めてみよう …… 1

2　東洋医学を取り入れた助産ケアのポイント …… 2

## 第2章　東洋医学の基礎知識　4

1　東洋医学の考え方 …… 4

1 身心一如 …… 4 ／ 2 陰陽五行説 …… 4 ／ 3 臓腑・経絡説 …… 5

2　東洋医学における病のとらえ方 …… 6

1「未病」の概念 …… 6 ／ 2 病気を引き起こす原因 …… 6 ／ 3 東洋医学における診断と治療 …… 7

3　東洋医学における妊娠・出産の考え方 …… 8

1 7年周期で考える女性のライフサイクル …… 8 ／ 2 妊娠・出産に関係の深い臓腑・経絡 …… 8

3 妊婦さんの元気が赤ちゃんの元気になる …… 10 ／ 4 出産力を培うための「養生」の重要性 …… 11

## 第3章　出産力セルフチェック　12

1　「冷え」のセルフチェック …… 12

1 身体に触れてチェックしましょう …… 12 ／ 2 セルフチェックの方法 …… 13

2　「歩き方」のセルフチェック …… 17

1 普段の歩き方を意識しましょう …… 17 ／ 2 セルフチェックの方法 …… 17

3 冷えを改善し姿勢を整える歩き方 …… 18

3　「姿勢」のセルフチェック …… 19

1 姿勢を意識して筋力をつけましょう …… 19 ／ 2 セルフチェックの方法 …… 19

3 正しい姿勢・筋緊張のほぐし方 …… 21

4 「下半身の力」のセルフチェック …… 23
1 日常生活のなかに体力づくりを取り入れましょう …… 23 ／ 2 セルフチェックの方法 …… 23

5 「お腹の硬さと張り」のチェック …… 25
1 自分のお腹に触れて健康レベルをチェックしましょう …… 25
2 セルフチェックの方法 …… 25 ／ 3 助産師さんによるお腹のチェック …… 26

6 出産力チェックリスト …… 28
1 身体のチェックリスト …… 28 ／ 2 心のチェックリスト …… 29
3 気・血・水のチェックリスト …… 30 ／ 4 環境のチェックリスト …… 32
5 生活のチェックリスト …… 33

## 第4章 心身を調える養生とセルフケア 34

1 古典に学ぶ 自然のリズムに合わせた過ごし方 …… 34
2 地の気で命を養う「食養生」のすすめ …… 36
1 食養生のポイント …… 36 ／ 2 体質・症状に合わせた食養生とアドバイス …… 37

3 自然治癒力を高めるセルフケア …… 40
1 丹田呼吸法・経絡法 …… 40 ／ 2 肩・背中のタッチング …… 42
3 つぼ指圧・マッサージ …… 43 ／ 4 温熱療法 …… 45 ／ 5 お灸 …… 46

## 第5章 妊産婦さんのトラブル・症状別ケア 49

1 消化器系の症状 …… 49
1 つわり(嘔気・悪心・胸やけなど) …… 49 ／ 2 下腹部痛・お腹の張り …… 50 ／ 3 便秘 …… 52
4 下痢 …… 52 ／ 5 痔 …… 54

2 泌尿器・生殖器系の症状 …… 54
1 頻尿 …… 54 ／ 2 帯下の増加・変化 …… 55

3 関節・運動器系の症状 …… 56
1 肩こり …… 56 ／ 2 腰背部痛・骨盤帯痛 …… 56 ／ 3 足のけいれん・こむら返り …… 59
4 手足のしびれ・手首の痛み …… 59

4 全身性・精神神経系の症状 …… 60
1 疲労 …… 60 ／ 2 不眠 …… 60 ／ 3 不安 …… 61

5　循環器・血管運動神経系の症状 …… 62
1 貧血 …… 62 ／ 2 動悸 …… 63 ／ 3 めまい・立ちくらみ …… 64 ／ 4 冷え・のぼせ …… 64
5 むくみ …… 68 ／ 6 足の静脈瘤 …… 69 ／ 7 妊娠高血圧症候群 …… 69

6　皮膚・口腔・感覚器系の症状 …… 70
1 皮膚のかゆみ・トラブル …… 70 ／ 2 毛髪のトラブル …… 71 ／ 3 唾液分泌の増加 …… 71
4 耳鳴り・耳閉感 …… 72

7　お産に伴う痛み・症状 …… 72
1 恥骨・足の付け根の痛み …… 72 ／ 2 産痛（陣痛） …… 74 ／ 3 微弱陣痛 …… 75
4 胎盤娩出・後陣痛 …… 76

第6章　育児に向けた養生とケア …… 77

1　東洋医学を取り入れた母乳育児支援 …… 77
1 妊娠中から始める身体づくり …… 77 ／ 2 母乳育児に向けたサポートとセルフケア …… 78

2　乳房トラブルへの対応 …… 79
1 乳頭部の痛み …… 79 ／ 2 乳房の緊満感・張り …… 80 ／ 3 乳汁分泌の低下 …… 80
4 乳汁分泌過多 …… 83 ／ 5 乳腺炎症状 …… 83 ／ 6 乳管の詰まり …… 83

3　産後の養生の基本 …… 85
1「産後の肥立ち」の過ごし方 …… 85 ／ 2 産後の食養生 …… 85
3 産後の回復は焦らず・無理せず …… 86

4　産後の痛み・不快症状へのケア …… 87
1 後陣痛 …… 87 ／ 2 会陰部痛 …… 87 ／ 3 骨盤痛 …… 87 ／ 4 肩こり …… 88 ／ 5 腰痛 …… 88
6 膝痛 …… 89 ／ 7 頭痛 …… 89 ／ 8 不眠・睡眠不足 …… 89 ／ 9 寝汗 …… 89
10 めまい …… 90 ／ 11 冷え …… 90 ／ 12 むくみ …… 90 ／ 13 抜け毛 …… 91
14 目の疲れ …… 91

5　お母さんと赤ちゃんのスキンシップ―触れ合いのベビーマッサージ …… 92
1 ベビーマッサージとは …… 92 ／ 2 ベビーマッサージの利点 …… 92
3 ベビーマッサージの心得 …… 94 ／ 4 ベビーマッサージの進め方とポイント …… 94

本書で紹介した つぼ一覧 …… 96

装丁・本文デザイン：クニメディア株式会社
イラストレーション：渡邉美里（うさみみデザイン）

# 第1章 出産準備教室に活かそう！東洋医学の知恵と考え方

助産院や産科病院，自治体などが主催する「出産準備教室」では，妊婦さんとその家族への出産・育児に関する知識や技術の指導，妊娠期の過ごし方，産後の育児に向けた準備などに関する情報提供が行われています．

講義，オンライン形式，地域での出会いをつくるための参加型クラスなど形はさまざまですが，出産準備教室において最も大切なことは，主役である妊婦さんが自らの身体・心・生活の現状を知り，出産や産後の子育てに向けて主体的に準備し，安心して出産に臨めるようサポートをすることです．そのためには，妊婦さんが実際に体感しながら学ぶことのできる「実践型」の出産準備教室（以下，実践型クラス）が望ましいといえます．

本書で紹介する東洋医学の考え方に基づく助産ケアは，妊婦さんが自分の身体に触れて自身の状態を確認して行うつぼ療法などの「セルフケア」や，心と身体を一体のものととらえ，日々の生活を通して心身を調える「養生」を基本としており，実践型クラスにとても適しています．

## 1 触れること・聴くことから始めてみよう

妊婦さんは助産師さんに信頼を寄せることでお産の進行がスムーズになるように，妊産婦さんにとって助産師さんの存在は大きいものです．助産師さんから妊産婦さんへの適切な助産ケアやアドバイスは，出産に伴うリスクを減少させることにつながります．出産準備教室や妊婦健診などで常に助産師さんが目をかけ，言葉をかけ，手をかけてかかわることで妊婦さんの不安は和らぎます．

東洋医学の考え方を取り入れた日常生活への適切なアドバイス，妊婦さんのセルフケアとしてのつぼ療法や運動，温熱療法は，分娩時の異常の予防にも効果があります．まずは妊婦さんが現在どのような状態であるのかを知るため，妊婦さんに触れて確認することから始めてみましょう．

東洋医学には，病に至る前の「ちょっと変だな」と感じる状態を「未病」ととらえ，対応する考え方があります（p.6参照）．この考え方を取り入れ，正常に経過している妊婦さんでも，「何か変だな」と感じたなら，その感覚を大切にして対応することで，分娩時のリスクを軽減できるかもしれません．

「未病」の発見には，妊婦さんの生活や過ごし方，身体的・精神的不安についてよく話を聴くことが大切です．東洋医学では，病気の原因は身体の中だけではなく，身体の外側にも存在すると考えます（p.6

参照）．妊婦さんの話を聴く際には，身体状態のみならず，妊婦さんを取り巻く社会環境まで視野を広げることで，それまで気づかなかったリスクを発見できることがあります．

## 2 東洋医学を取り入れた助産ケアのポイント

東洋医学では，心と身体を一体のものととらえます．また，西洋医学のような正常値・異常値の概念はなく，「陰陽」や「五臓六腑」，「気血水」といった要素のバランス・巡りを指標として心身の状態をとらえます（第２章参照）．このような東洋医学の考え方を助産ケアに取り入れ，以下に示すポイントに留意しながら妊婦さんとかかわることで，より細やかで柔軟なケアが可能となり，妊婦さんも楽しく，主体的に身体づくりに取り組むことができるでしょう．

### 1）個別性を尊重する

お産が一人ひとり違うように，妊婦さんの身体の状況も生活も育ちも性格も一人ひとり違います．妊婦健診では，妊婦さんが違っても同じ言葉で伝えてしまいがちですが，妊婦さんに合わせて適切な言葉を選んで伝えるようにしましょう．

不安を解消するには，妊婦さんが“自分の”不安に耳を傾けてもらえたと感じられるようなかかわりが大切です．妊娠期間中から産後の育児期まで妊産婦さんに触れ，よく話を聴いて，一人ひとりの体力や性格の違いを理解し，体力・気力の増進を目指しましょう．

### 2）妊婦健診を楽しい場にする

妊婦健診では，異常を見落とさないことに力が注がれます．そのため，妊娠経過が順調であれば，健診は短時間で終了してしまいがちです．しかし，正常経過の妊婦さんであってもよく話を聴き，妊婦さんの体調や体力づくりについて話すなかで，「未病」の状態に気づけることがあります．また，体力づくりなどの具体的な目標をもつことは妊婦さんの励みにもなることでしょう．

マイナートラブルを訴える妊婦さんに，本書で紹介するさまざまなセルフケア（第５章参照）をアドバイスすることで，妊婦さんが自分で対処できるようになるばかりでなく，助産師さんとの信頼関係が深まり，妊婦健診は楽しい場になると思います．

### 3）妊婦さんとのかかわりを深める

妊婦さんの不安解消，産後うつ傾向や子ども虐待の予防などには，妊娠中からの周囲とのかかわりが大切だといわれています．妊婦健診での助産師さんとの会話や問いかけは，妊婦さんの精神的サポートの役割を果たし，妊婦さんと周囲との関係づくりにも役立ちます．

助産師さんが妊婦さんと深くかかわることは，以下のようにさまざまな意義があり，妊婦さんの満足感を高め，助産師さんに対する親近感・信頼感にもつながります．

- **助産師さんとともにお腹に触れ，語りかけることでリラックスできる**
- **助産師さんに親しみがわき，健診が楽しみになる**

- 話を十分に聞いてもらえたと感じる
- 不安が緩和され，症状が改善される

妊娠中に「大切にされた」と感じた妊婦さんは，お腹の赤ちゃんにも優しく語りかけるといわれています．助産師さんが積極的に妊婦さんとかかわることで，妊婦さんからお腹の赤ちゃんへの語りかけが増え，産後の育児への導入もスムーズになるでしょう．

東洋医学を取り入れた実践型クラスでは，助産師さんが妊婦さんに触れること，妊婦さんどうしが互いに触れることを重視しています．東洋医学的に身体の特徴をみていくことは妊婦さんの印象に残りますし，助産師さんも，妊婦さんに触れることで妊婦さんの気持ちや変化を感じとる力が備わってきます．また，妊婦さんどうしで触れ合い，語る機会があることで，より楽しいクラスになります．

たとえば，お腹の大きさを心配している妊婦さんも，同じ週数の妊婦さんや形の違うたくさんの妊婦さんのお腹に触れてみることで，自分の状態を知り，個性があることを理解でき，安心感につながります．また，自分の身体のこわばりや，頑なな気持ちに気づく機会にもなります．実践型クラスへの参加が，妊婦さんが自らを変えるための行動を起こすきっかけとなることも少なくありません．周囲とのかかわりを通して妊婦さんの満足感が高まることで，学びが行動へと結びつけられます．

### 4)妊婦さんの主体性を育てる

東洋医学を取り入れた実践型クラスに参加した後は，身体づくりに主体的に取り組む妊婦さんが増えます．自分の身体や体調を認識することで，「自分で産む」という主体性をもって出産をイメージしながら身体づくりに取り組めるようになります．

わが身を知ることは，他者を認め，「私」を感じ，認めることです．「私」をきちんと感じることができる妊婦さんは，お腹の赤ちゃんに思いをもつことが増え，それは出産後の赤ちゃんへのやさしさとなって表れると思います．

また，妊婦さんの個人的な信念や考えを尊重し受け入れて，応援していくことも必要です．

### 5)妊婦さんの身体感覚・観察眼を磨く

忙しい現代社会では，妊婦さん自身も自分の身体に鈍感になっています．実践型クラスでは，妊婦さんは自分の身体に触れ，感じ，確認していきます．今まで眠っていた自らの感性を研ぎ澄まして，お産の感覚や「自分で産む」という身体感覚を敏感にします．妊娠中，自分の身体を知る過程で養われた観察眼や身体感覚は，出産後の育児力，親子の絆の形成につながるでしょう．妊娠中の体験は，その後に続く母と子の健康な人生に影響を及ぼすため，この期間に身体感覚・観察眼を磨くことが必要です．

### 6)セルフケアや健康管理の方法を伝える

妊婦さんが妊娠生活を楽しみながら出産に向けた身体づくりができるように，東洋医学の養生の考え方やセルフケアの方法を学ぶことは，産褥期・育児期の健康管理にも役立ちます．妊婦さんが自己の健康イメージを高め，セルフケアができることは，健康面での自律につながります．

# 東洋医学の基礎知識

西洋医学(現代医学)は，患者の状態を科学的・局所的に分析し，症状の原因となっている異物を排除することに主眼をおいた医学であり，ウイルス性の病気やがんなどの治療に大きな効果をあげています．この西洋医学以外の医学・医療は「補完・代替医療」と総称され，そのなかに「東洋医学」(東方医学)があり，伝統医学や漢方医学とよばれるものが含まれます．

東洋医学は，自然に備わっている身体のバランスをとろうとする力(恒常性保持機能：ホメオスタシス)，治ろうとする力(免疫力)を引き出すことにより症状の改善を図る医学です．

本章では，助産ケアの実践に役立つ東洋医学の考え方と基礎知識を解説します．

## 1 東洋医学の考え方

### 1 身心一如

東洋医学には，肉体と精神を分けず一体としてみる「身心一如(しんしんいちにょ)」という考え方があります．感情の過不足が身体の症状として現われ，逆に，身体の臓腑機能(肝の臓，脾の臓など)が異常をきたすと，感情が乱れてイライラしやすくなったり，くよくよ考えすぎたりするととらえます．つまり，東洋医学は身体の自覚症状とともに，精神的な自覚症状も重視する医学といえます．

### 2 陰陽五行説

陰陽五行説(いんようごぎょうせつ)は東洋医学の基本的な考え方で，「陰陽学説」と「五行学説」から成り立っています．

「陰陽学説」とは，あらゆる事象を陰と陽いずれかに分ける考え方です(表2-1)．健康とは，心身の陰と陽のバランスが保たれた状態にあることで，心身の陰・陽のバランスが崩れたときに病気が起こると考えています．病が陰・陽のどちらの属性に入るのかをみて，治療の参考にしていきます．

表2-1　陰陽分類の例

| 陰 | 月 | 静 | 下 | 内 | 地 | 沈 | 水 | 女 | 腹部 | 鎮静 | 寒 | 抑制 | 下降 |
|---|---|---|---|---|---|---|---|---|---|---|---|---|---|
| 陽 | 日 | 動 | 上 | 外 | 天 | 浮 | 火 | 男 | 背中 | 興奮 | 熱 | 促進 | 上昇 |

「五行学説」は，自然界に存在するあらゆる事象を木，火，土，金，水の5つの要素に分類し，把握する考え方です．これら5つの要素はそれぞれに特徴があり，お互い助け合ったり（相生），抑制したり（相克）することによってバランスを保っていると考えます．

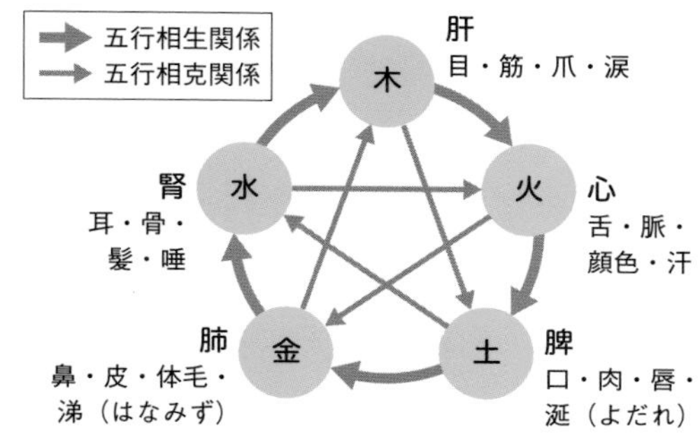


図2-1　五行（五臓）の相生関係・相克関係

「五行学説」を身体機能の分類に応用したものが「五臓（ごぞう）」です．五臓は肝，心，脾，肺，腎からなり，西洋医学では臓器そのものを指しますが，東洋医学ではそれぞれのもつ機能も複合してとらえ，さらに気の流れの道である経絡（けいらく）（後述）と関連したものととらえています．

五臓にも相生関係と相克関係があります．相生関係とは，たとえば肝が弱っていたら腎を補うことで，肝も元気になるという関係です．相克関係は，たとえば肝が強くなった場合は脾が弱くなってしまうという関係です（図2-1）．

## 3　臓腑・経絡説

東洋医学では，身体内にある実質臓器を五臓（肝・心・脾・肺・腎），管腔臓器を六腑（胆・小腸・胃・大腸・膀胱・三焦（さんしょう）*[1]）に分類しています．五臓六腑はそれぞれの臓器としての働きのほか，各機能（目や耳，舌などの器官，感情や成長といったホルモン，血液や体液の循環）にかかわり，バランスを保っていると考えられています．

東洋医学では，人体は「気」（エネルギー），「血（けつ）」（血液），「水（すい）」（血液以外の液体）で構成されていると考えます．気は生命をはじめすべての原動力になるものであり，気が身体の中を流れる通り道を「経絡」とよびます．この経絡が各臓腑と結びつくエネルギーの供給通路となり，体表をくまなく巡っています．気が血と水を運んで経絡を滞りなく流れているのが健康な状態ですが，なんらかの原因でその流れが阻害されると病気になります．

経絡の上には，「経穴（けいけつ）」という特定の反応点（圧痛，硬結）があります．一般に「つぼ」とよばれているものです．経穴を刺激することにより，自然治癒力を高め，身体をより生理的安定状態に保つことができます．

経絡の流れは，手の太陰肺経（たいいんはいけい）から始まり，足の厥陰肝経（けついんかんけい）で終わり，再び手の太陰肺経に連なる循環系を構成し，12の経絡からなっています．これを「正経」といいます．また，正経の機能を補助する「奇経」とよばれる8つの経絡があります．12の正経に，奇経のなかの督脈（とくみゃく）・任脈（にんみゃく）の2つを加えた「十四経」が経路の基本となっています．

*[1] 三焦：組織・器官以外の領域で，生理物質の通り道．

# 2 東洋医学における病のとらえ方

## 1 「未病」の概念

西洋医学では，検査結果に基づいて「病気」と「健康」に分けられます．本人は「体調が何か変だな」と感じていても，検査で異常がなければ，病気ではありません．一方，東洋医学では，「ちょっと変だな」と感じる，病に至る前の状態を「未病」ととらえ，未病のうちに対処します（図2-2）．

## 2 病気を引き起こす原因

東洋医学では病気の原因として，以下に示す「外因」「内因」「不内外因」があると考えます（図2-3）．

### 1）外因

身体の外側の環境に原因があるものです．自然の気象因子に対して適応能力をこえたときに病気の原因となるもので，六淫（ろくいん）〔風，熱（火），暑（火），湿，燥，寒〕があり，それぞれ対応する臓器があります（図2-4）．なお，熱（暑）が上昇すると火になります．

### 2）内因

身体の中から発生する感情因子などに原因があるものです．人間には怒・喜・思・憂・悲・恐・驚の7つの感情（七情（しちじょう））があり，これらの感情の過不足や乱れといった情動変化が五臓に影響を及ぼします（図2-5）．つまり，次のように心の変化が身体と密接にかかわると考えられています．

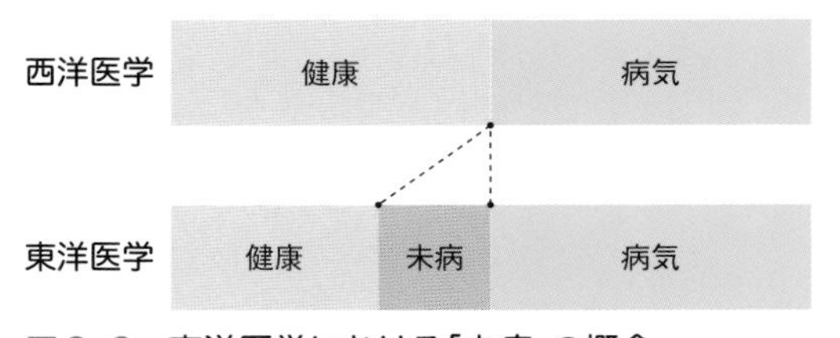


図2-2 東洋医学における「未病」の概念

外因
（気象因子）
内因
（感情の乱れなど）
不内外因
（飲食・疲労・
性生活の不摂生など）


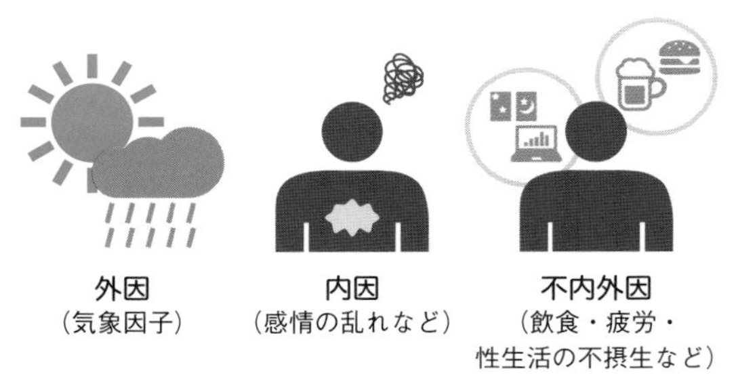

図2-3 病気の原因（外因・内因・不内外因）

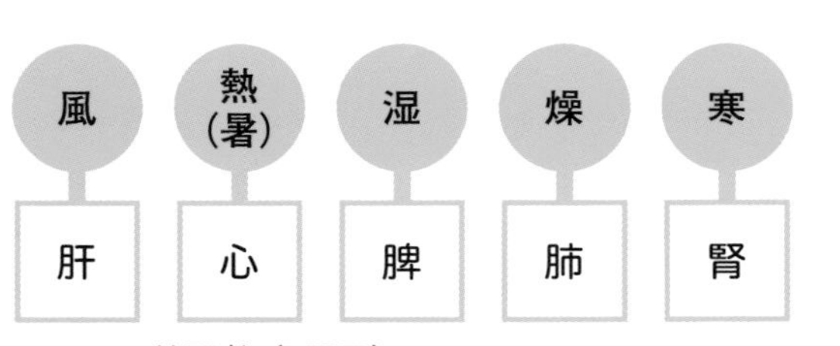


図2-4 外因（気象因子）

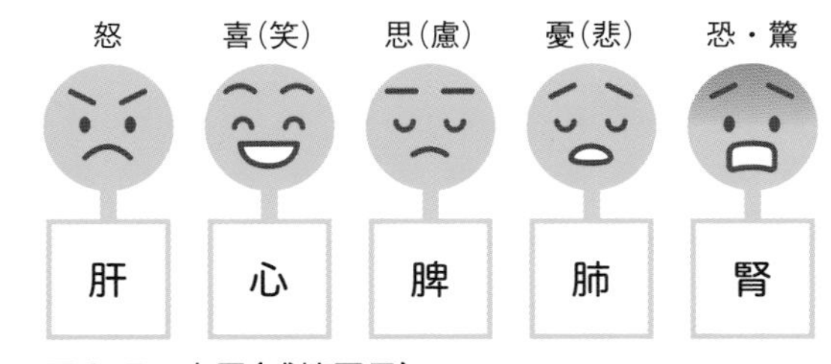


図2-5 内因（感情因子）

- 怒は肝を痛めます．過度の怒りは自律神経機能を損ない，イライラ，頭痛，めまい，高血圧，目の充血，肩こり，不眠を引き起こします．肝の不調の改善には，のびのびとリラックスしていることが必要です．
- 適度な喜びや笑いは，気の流れを円滑にし，人間関係を円滑にします．ただし喜びすぎると気が緩み，精神を散漫にさせ，集中力が低下します．
- 思(慮)は考えすぎ，思いすぎを指します．思いすぎると，気が流れず固まった状態(気うつ)となり，脾を損ないます．気の円滑な流れが停滞し，消化器系の機能が低下し，食欲不振や重だるさ，痛みの原因となります．
- 悲しみや憂いは，気を消耗させます．悲しみすぎると，肺の作用である呼吸器系や免疫系の機能が低下します．意気消沈して，気力が落ち，元気がなくなると免疫系が障害されます．
- 恐れがあると，気は下がり(腰を抜かす)，驚けば気は乱れ，腎を損ないます．産科領域では，切迫早産傾向(胎動不安：腰が重だるく，腹痛を伴い，胎児が動いて下垂する，ときに性器出血をみるなどの症状)が現れてきます．

### 3)不内外因

外因，内因以外の病因です．飲食，疲労，房事(性生活)，外傷・中毒・寄生虫があげられています．

## 3　東洋医学における診断と治療

### 1)証

「証(しょう)」とは，患者の症状・所見，体質，既往歴，生活習慣，生活環境などの分析から得られた総合的な評価を指します．西洋医学における診断は「病名」を決めることですが，東洋医学では「証」を決めることが診断にあたります．証は「四診」[*2]とよばれる診察などを経て決定され，証に合わせて治療・処方がなされます．

### 2)陰陽と虚実

前述のとおり，東洋医学ではあらゆる事象を陰と陽に分けますが，人の身体においても陰と陽があり，陰陽のバランスが崩れると病気になると考えます．簡単にいうと，陽(陽証)は熱性・活動性・発揚性の状態，陰(陰証)は寒性・非活動性・沈降性の状態を意味します．

また，「虚実」も証を見極めるための重要な概念であり，簡単にいうと「虚(きょ)」は病気に対する抵抗力が低い状態，「実(じつ)」は抵抗力がある状態を意味します．虚実は量の不足・充満，機能の低下・亢進も意味しますので，たとえば「陽虚」は“陽が不足している”状態を意味します．

### 3)気・血・水

前述のとおり，東洋医学では，身体を構成する基本要素である「気」(エネルギー)・「血」(血液)・「水」

[*2] 四診：①望診：視覚を用いた診察(顔色・皮膚・舌などをみる)，②聞診：聴覚と嗅覚を用いた診察(声，咳，においなどを察知する)，③問診：患者との対話による診察(症状・既往歴，生活習慣などを聞く)，④切診：触覚を用いた診察(脈やお腹，患部などに触れる)．

表2-2　気血水のバランスからみた体質の分類

| | | |
|---|---|---|
| 気の不調 | 気虚 | 気（生命エネルギー）の量が不足した状態 |
| | 気うつ・気滞 | 気の巡りが滞り，循環が停滞した状態 |
| | 気逆 | 気の働きが不安定になり，逆行している状態 |
| 血の不調 | 血虚 | 血が不足した状態 |
| | 瘀血 | 血液の流れが悪く，滞っている状態 |
| 水の不調 | 水滞 | 水分の代謝が悪くなり，停滞している状態 |

（血液以外の液体）が身体の隅々まで流れ，健康を維持していると考えています．これらの流れが悪くなったり滞ったりすることで3つの要素のバランスが崩れると，身体に不調が生じます．東洋医学では，健康状態を表す指標の一つとして気血水のバランス（過不足や流れ方）をみて，体質や状態を診断します（表2-2）．自分の気血水のバランス（体質）を知るためのチェックリストは第3章で，体質別の対処法は第4章で詳しく紹介します．

## 3 東洋医学における妊娠・出産の考え方

### 1　7年周期で考える女性のライフサイクル

東洋医学では，誕生から，月経が始まり，閉経を迎えるまでの女性のライフサイクルを7年ごとの周期で考えます．元気が最も充実している時期は20代と考えています（表2-3，図2-6）．

東洋医学では，「月経」は天癸（生殖機能の成熟を促す物質）の産生と，奇経（p.5）の任脈・衝脈の開通によって行われるとされ，その根本は腎の気の充実にあると考えています．受胎は「腎の気が充実して盛んになり，天癸が成熟して任脈・衝脈の機能が正常に働くときに，男女両精が相合することによって成立する」とされています．

妊娠後は，臓腑の気血を任脈・衝脈に注いでお腹の赤ちゃんを養うため，血が不足しやすく，気はバランスを崩しやすく，イライラしやすい状況になると考えます．

### 2　妊娠・出産に関係の深い臓腑・経絡

東洋医学では，子宮を「女子胞」とよび，腎気（精）の影響を受けて機能すると考えています．五臓のうち，特に妊娠・出産に関連が深い臓腑は，腎，肝，脾・胃です．身体の元気のもとである「腎の気」（p.10参照）を補い，胃腸系統を指す脾・胃を整え，肝の気の流れをよくして気血を整えることが重要と考えています．気血は経絡を流れていることから（図2-7），気血が巡っていれば身体の調子がよい状態であるといえます．気血が滞っている場合には，気血の流れをよくすることを目的に，経絡上にある経穴（つぼ）に治療して経絡を整えます[*3]．治療法には鍼，灸，あん摩・マッサージ・指圧などがあり，それぞれ国家資格を有する専門家が行っています．

また，妊娠中に正しい姿勢・歩き方・立ち方を心がけることや，マッサージやストレッチなどのセル

表2-3 『黄帝内経素問』の上古天真論で述べられている女性の成長発育過程

| 年齢 | 内容 |
|---|---|
| 7歳 | 腎気（先天的に受けた気）が充たされだし，歯が脱けかわり，毛髪も長くなってくる |
| 14歳 | 天癸（生殖機能の成熟を促すもの）が発育・成熟し，任脈は伸びやかに通じ，太衝の脈は旺盛になって，月経が始まり，子を産むことができる |
| 21歳 | 腎気が充満し，智歯が成長して，身体が成熟する |
| 28歳 | 筋骨はしっかりして，毛髪が伸び揃い，身体が最も充実する |
| 35歳 | 手足の陽明経の脈が次第に衰え，顔の色艶が悪くなりはじめ，頭髪も抜けはじめる |
| 42歳 | 三つの陽経の脈はすべて衰え，顔の色艶が悪くなり，頭髪も白くなりはじめる |
| 49歳 | 任脈は空虚となり，太衝の脈は衰え，天癸がつきて月経が停止する．身体は衰えて，ふたたび子を産むことはできない |

（南京中医学院編・石田秀実監訳：黄帝内経素問〈上巻〉現代語訳．pp.33-37，東洋学術出版社，1991．を参考に作表）

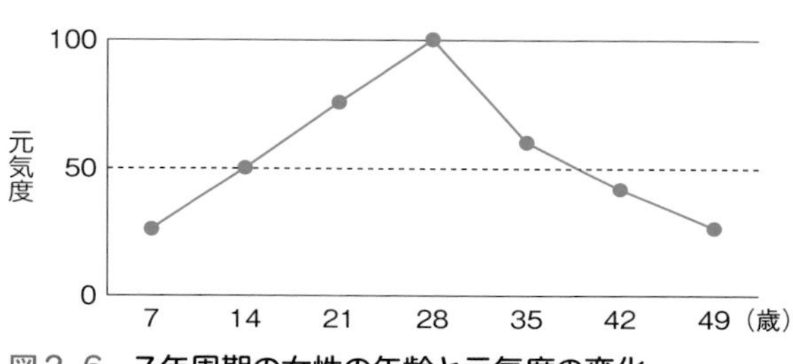


図2-6　7年周期の女性の年齢と元気度の変化

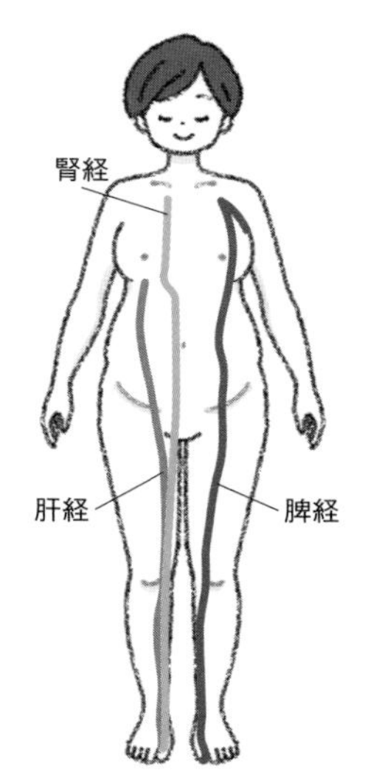


図2-7　妊娠・出産に関連の深い経絡（三陰経）
両足の内側に肝経・脾経・腎経のそれぞれの経絡が通っている．これら３つを三陰経という．

フケアを実践することも，経絡を整えるために効果的です（第３章参照）．

## 1）心

心は「神（しん）（精神・意識など）」と「脈（血管）」を受け持つといわれ，その脈によって全身の精神活動が営まれる生命活動の力です．この陽気が低下すると不整脈や動悸の症状が現れます．また，心の働きが低下し熱が発生すると，口内炎などが起こります．脈になんらかの症状が出たときには，心配しすぎていないか，仕事に心血を注ぎすぎていないかなどにも気を配りましょう．

---

*3：産科領域の東洋医学に関する文献として，丹波康頼（912-995年）により編集され，朝廷に献上された『医心方』（984年）がある[1]．日本における現存最古の医書であり，経絡と胎児に関する記述がある．

### 2)肝

肝は「血」を受け持ち，各器官が円滑に機能するように働き，造血作用を担っています．肝は，ストレスの影響を受けやすい臓腑であり，肝の力が低下するとイライラや目の疲れ，関節の動きが鈍くなるなどの症状が現れます．

妊娠中は多くの血を必要とするため，肝に負担がかかり，「気」のバランスを欠きやすくなります．気血の不均衡が生じると，気の逆上や気力の減退などが生じます．また，肝は乳汁の生成にも関与します．

### 3)脾

脾は「後天の気」（飲食物から消化吸収された栄養と呼吸から得るもの）を作り出します．気血の生成に関係し，飲食物を消化し，そのエネルギーとなる「精（せい）」（成長・発育などの生命エネルギーの基本）の吸収を司っています．お腹の赤ちゃんに十分栄養が行きわたるように，脾の運搬力を整えておくことが大切です．また，脾・胃は乳汁の生成のためにも働きます．脾は湿気に弱いため，冷たいものや油ものを多食すると働きが低下します．

### 4)肺

肺は「気」と「魄（はく）」（感覚・運動・情緒）を受け持ち，その気によって魄の精神活動が発揮されると考えています．肺は全身に気を巡らすものです．

### 5)腎

腎は「精」と「志」（記憶の維持，思考の経験を蓄積するなどの精神活動）を受け持っています．腎の気には，「先天の気」（親から譲り受けたもの）と先述の「後天の気」があり，その2つが元気という「精」を作ります．

腎の精はお腹の赤ちゃんの成長・発達に関係しています．妊婦さんはお腹の赤ちゃんに生命エネルギーを注ぎ込んでいます．腎の精が不足すると，腰痛や骨粗鬆症，疲労などが現れます．腎の気が低下すると冷えやすくなり，不安や恐れも生じます．

妊娠すると腎は働きづめです．冷やさない・疲れないように注意して，腎を守ることが必要です．

## 3 妊婦さんの元気が赤ちゃんの元気になる

人は，「天の気」といわれる，空気を呼吸し全身に栄養をまわす働きと，「地の気」という大地からの栄養物をいただき消化吸収して栄養にする働きの2つを合わせて，「後天の気」を作り出しています（図2-8）．腎の元気のためには，自らが脾・胃で作り出す「後天の気」を整えることが大切です．

東洋医学では，腎の「元気」を元気＝原気＝精と考えます．妊婦さんが生まれてくる子へ与えている腎の精を「天の精」といいます（図2-9）．妊婦さんはよく寝て，おいしく食べて，消化された栄養を身体にまわすことで，腎の精（元気）が蓄えられます．そこからお腹の赤ちゃんへと元気を与え続けることができるのです．お腹の赤ちゃんが元気に育つためには妊婦さんの腎の元気が大切で，これが低下するとさまざまなトラブルが生じてくると東洋医学では考えています．まずは，妊婦さんの腎の精を消耗させず，体調を整えることが重要とされるのはこのためです．

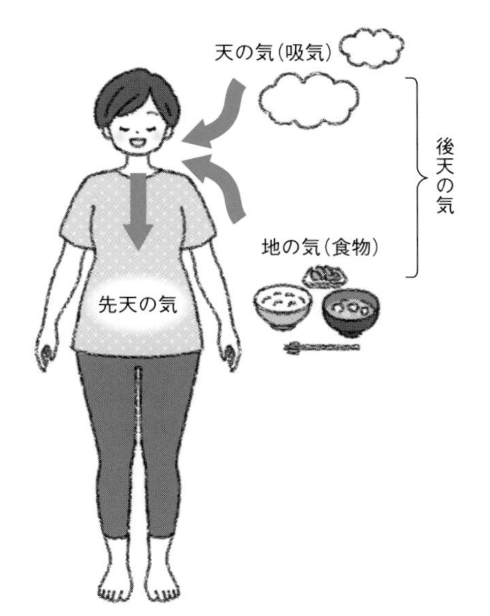


図2-8　天の気・地の気と先天の気・後天の気

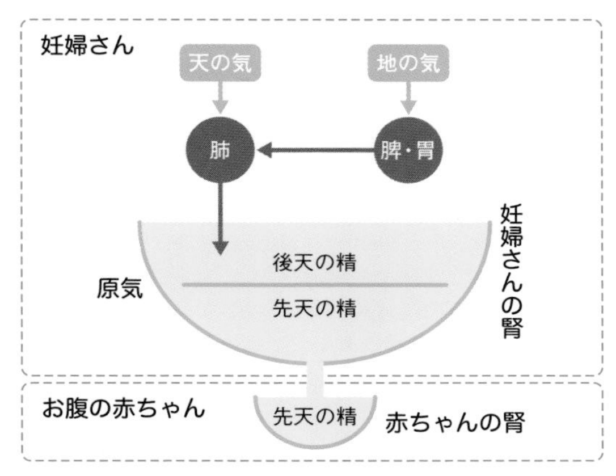


図2-9　人体の精と気の関係
(小井土善彦作成．不許可無断転載)

## 4　出産力を培うための「養生」の重要性

疾患予防や健康維持のため，生活習慣(食事・運動・休養など)の改善や節制に努めることを「養生」といいます．妊婦さんにとっての養生とは，妊娠中の日常生活を見直し，自分の命とお腹の赤ちゃんの命を養っていく考え方です．

ストレス，過労，偏食，肥満，運動不足，喫煙などの生活習慣によって病気が引き起こされることがあるように，妊娠・出産においても，生活習慣はお母さんと赤ちゃんに大きな影響を及ぼします．妊婦さんが妊娠を機に日常生活を見直すことは，妊婦さんのその後のライフサイクルにおいても重要です．

本書では，助産師さんや妊婦さんに実践していただきたいさまざまな養生法を紹介しています(第4章参照)．これらの養生法を取り入れて，妊婦さん自身がもつ力を最大限発揮してお産に臨むための「出産力」を培い，産後の子育てが楽しくできる心と身体を養いましょう．

**参考文献**

1) 槇　佐知子訳：医心方 巻二十二 胎教出産篇．第1章　妊娠月数別胎児の形成と妊婦の諸注意，および鍼灸の禁忌．pp.5-45，筑摩書房，1995．
2) 公益社団法人東洋療法学校協会編，教科書検討小委員会著：新版　東洋医学概論．医道の日本社，2015．

# 第3章 出産力セルフチェック

妊娠・出産には，安定した心と充実した身体が要となります．妊婦さんが妊娠に伴う自身の身体の変化や，分娩時に必要な体力・気力を具体的にイメージすること，また，無事に陣痛を迎えて赤ちゃんを産み出すことのできる「出産力」を養うことが大切です．

医療者が妊婦さんの正常な妊娠経過からの逸脱の徴候に注意を払っているように，妊婦さんも自身の変化に敏感にならなくてはなりません．正常な妊娠経過から逸脱しないように身体の機能を高めるとともに，出産・育児に備えて心身を調えていく必要があります．そのためには，まず，妊婦さん自身に現在の心身の状態を知ってもらうことから始めましょう．

本章では，妊婦さん自身に自分の心身の状態を知ってもらうための方法やチェックリストを紹介します．ぜひ実践型クラスに取り入れてみてください．

## 1 「冷え」のセルフチェック

東洋医学では，「冷え」を病気になる前の状態である「未病」として重視しています．冷えに伴う症状がみられ，日常生活にも支障がある状態を「冷え症」といいます．

妊娠中，お腹の赤ちゃんに元気を与え続けているのはお母さんです．いつも母体が元気でいることが必要です．母体の元気は腎に関係していますが，冷えは腎がもっている元気(先天の精＋後天の精)を攻撃し，弱めてしまう作用があります．冷えから身を守り，身体に入れないことが大切です(Evidence ①，図3-1)．身体が冷えていると，ホルモンの働きも筋肉の動きも低下してしまいます．

### 1 身体に触れてチェックしましょう

それでは，実際に妊婦さんに自身の身体に触れてもらい，冷えの状態を確認しましょう．なぜ触れて確認することが大切なのでしょうか．妊婦さんの多くは妊娠により基礎代謝量が上がり，出産直前には2割程度高くなります．この基礎代謝の大部分は体表面から放散される体熱の補充に当てられるので，本来は冷え症であった妊婦さんも体表の冷えを感じにくくなります．上半身は熱く感じる妊婦さんの場合でも，下半身に触れてみると冷たいことがあります．

‖ Evidence ① ‖　妊婦時の冷え症が分娩時に与える影響

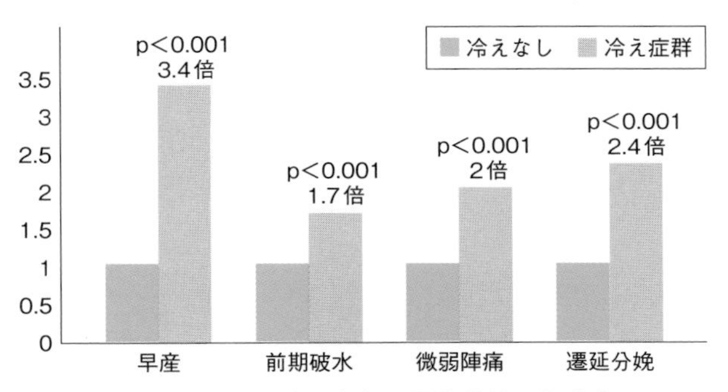


図3-1　妊婦時の冷え症の有無と異常分娩の発症率

日本人の産後女性を対象に，妊婦時の冷え症が分娩時に与える影響を分析した結果，妊娠期後半の冷え症は，早産，前期破水，微弱陣痛，遷延分娩の発生率と因果関係があることが推定された．

(中村幸代：妊婦の冷え症がもたらす異常分娩の解明―傾向スコアによる交絡因子の調整．聖路加看護大学大学院博士論文要旨，2011.)

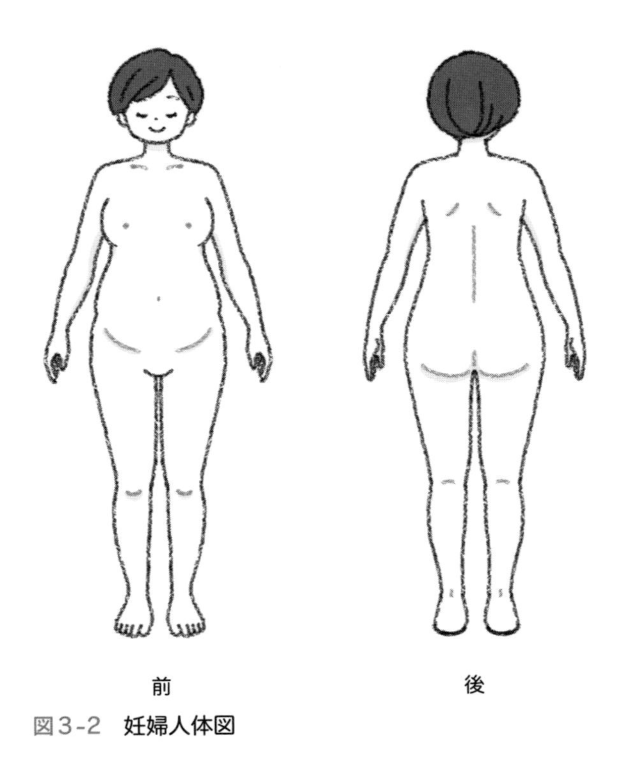


図3-2　妊婦人体図

## 2　セルフチェックの方法

冷えチェック①～⑥について，妊婦さんにセルフチェックしてもらい，妊婦人体図(図3-2)にどの部分が冷たいかを書き込んでもらいましょう．温かいつもりでも，触れてみないとわかりません．

**冷えチェック❶** **つま先・足首の冷え**

裸足になって座り，つま先と足首に触れてもらいます．左右の足の温度差やどの部分が冷たいを確かめてもらいましょう（図3-3）．末端で血液が行き渡りにくいつま先は多少冷たくても仕方がないのですが，歩いた後にはつま先まで温まっていることが重要です．

- **つま先が冷たい**：温かくなるように足首を動かして歩くことで解消できます．
- **足首が冷たい**：足首が十分に動かない状態か，ふくらはぎのポンプ作用を発揮できないか，あるいは「冷えをたくさんもっている」状態です．

**冷えチェック❷** **ふくらはぎのポンプ作用**

床に座って膝を立てた姿勢で，ふくらはぎの筋肉を緩めた後，きゅっと力を入れて筋肉を引き締めて，筋肉の動きを確認します（図3-4）．足首が冷たい人は，ふくらはぎの大きな筋肉のポンプ作用を使って歩いていない場合があります．「足は第二の心臓である」といわれるのは，ふくらはぎのポンプ作用を使って，つま先まで血流を促す働きをしているからです．歩行時にふくらはぎが動かない人は，ポンプの使い方を忘れてしまっている状態です（p.18の図3-10参照）．

**冷えチェック❸** **足のむくみ**

足が冷たく感じるときは，むくみが生じている場合があります．足のすね（ふくらはぎ付近の脛骨の上）を1分程度押して，指の跡がつくかどうかでむくみ具合をチェックします（図3-5）．押してもむくみがわからない場合もありますが，靴下を脱いだ時点で，靴下の跡やズボンのしわ跡が残っている場合はむくんでいる状態と考えてもよいでしょう．

むくみは自分の足の袋に水を入れて歩いているような状態です．冷えやすく，だるく感じがちです．毎日チェックして，第5章のp.68で紹介する対処法を参考に，改善に取り組んでもらいましょう．

なお，妊娠期のむくみの多くは女性ホルモンの影響による生理現象であり，病気ではありません．強いむくみに加えて症状（急激な体重増加，息苦しさ，高血圧など）がみられる場合は受診しましょう．

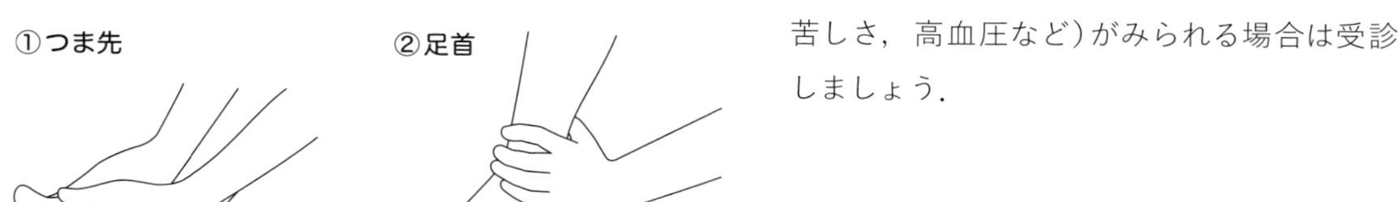


**図3-3　つま先・足首の冷えのチェック方法**
①つま先や甲の冷えの状態をチェックする．
②足首の冷えの状態をチェックする．

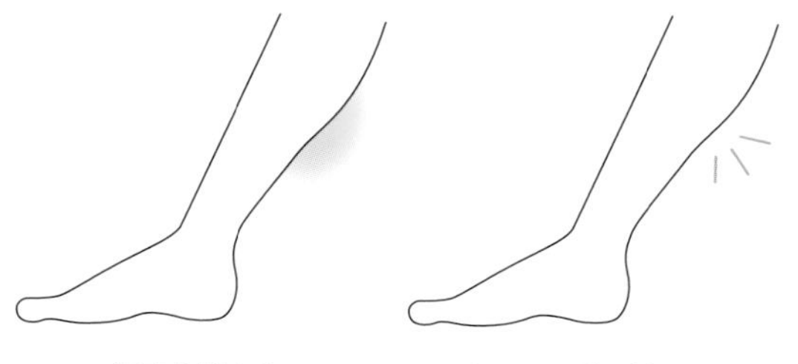


**図3-4　ふくらはぎのポンプ作用のチェック方法**

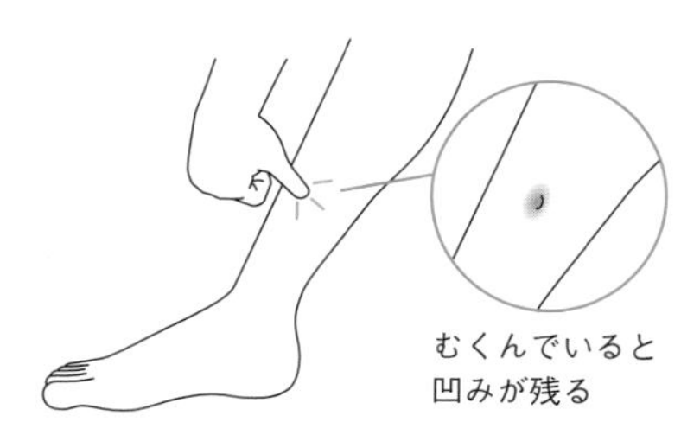


**図3-5　足のむくみのチェック方法**
脛骨の上部を1分程度ぎゅっと押してから指を離す．むくみがあれば指の跡が残る．

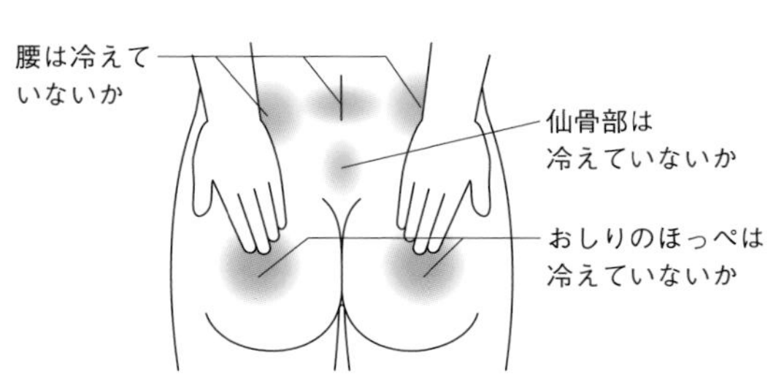


図3-6　**おしりの冷えのチェック方法**

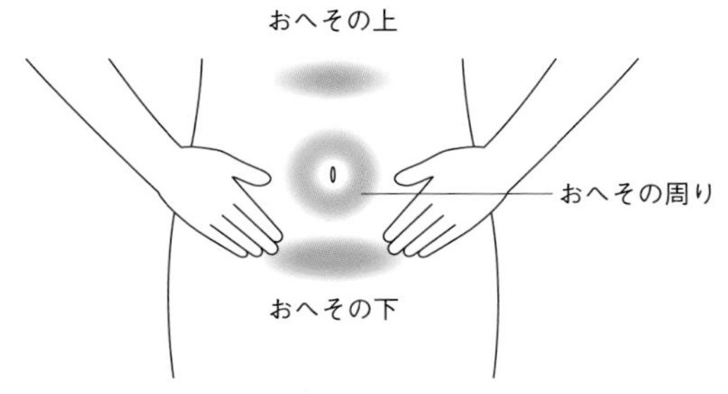


図3-7　**お腹の冷えのチェック方法**
冷えている部位や弾力を確認する．

### 冷えチェック❹　おしりの冷え

おしりに触れてもらいましょう（図3-6）．おしりは脂肪が多いので冷たく感じる人がほとんどですが，動いたら温かくなるのがベストです．脂肪層が少ない仙骨部は必ず温かいことが大切です．

### 冷えチェック❺　お腹の冷え

お腹の中には，大事な赤ちゃんのいる子宮と内臓が入っています．お腹が冷たいときには，お腹の張りを訴える場合があります．お腹に触れて，おへその周辺が冷たくないか，どのあたりまで温かく，どの部分に冷たさを感じるのか確認します（図3-7）．お腹は冷たくなく，硬すぎず柔らかすぎず適度な弾力があり，赤ちゃんが偏らずにいるのが理想です（p.25～参照）．

お腹が冷たい場合は冷たい部分を少なくして，「冷え」から抜け出すようにしてもらいましょう．

### 冷えチェック❻　のぼせ

のぼせは冷えと表裏一体です．どの部分が火照(ほて)っていて，どこからが冷たいのかを確認してもらいます．のぼせは冷えに比べてわかりづらい場合が多く，どのあたりから冷たく感じるのか，その範囲を肌に触れながら確かめてもらいましょう．

### ‖ Column ① ‖　気血水の異常と「冷え」

東洋医学では，冷えを気血水でみていきます．

- **気の異常**：妊婦さんは呼吸が浅くなりがちで，気のエネルギー量の低下である「気虚」を引き起こしやすいといわれています．精神的な不安があると，気の巡りが停滞する「気うつ」になる場合もあります．また，気が偏った状態である「気逆」の症状としては，イライラや易怒，のぼせ，げっぷなどがあります．
- **血の異常**：血が量的に不足する「血虚」では，貧血や血行不良などにより冷えを引き起こします．その他の症状としては，皮膚の乾燥，脱毛，こむら返り，集中力低下などがあります．また，血が滞るために起こる「瘀血」では，痔や便秘，冷えのぼせ，口渇などが出てきます．気が血を運んでいるので，気の流れがスムーズであれば，気血の流れもスムーズになります．
- **水の異常**：水の巡りが悪くなり滞っている「水滞」では，むくみや尿量の異常，めまい，動悸などの症状が現れます．水が停滞するため，悪寒，四肢の冷えなどを引き起こす寒邪を受けやすくなります（体質別の対処法はp.37～参照）．

下半身が冷えている人は，上半身がのぼせぎみになります．入浴すると気持ちが悪くなりやすくシャワーを好む人は上半身がのぼせているためです．下半身が冷えている人は胃もたれを感じる場合もあります．冷えを感じていなくても，おへそから下あるいは上腹部から下が冷えて，足がむくんでいる場合があります．

自分が冷え症かを知るためのチェックリスト(**表3-1，2**)や，妊娠中にどのように身体が変化しているのかを自覚するための「気血水スコア」(p.31参照)も活用してみましょう(p.15の**Column**①参照)．

「冷え」の予防と対処法については第5章(p.64～参照)で詳しく解説します．

**表3-1　冷えチェック**

| | |
|---|---|
| 他の人に比べて寒がりである | □ |
| 気温の低下に敏感なほうである | □ |
| 冬は手足が冷えて寝つきがわるい | □ |
| 冬は冷えを感じて目が覚めることがある | □ |
| 冷えると手足の指先の血色が悪くなる | □ |
| 他の人から手足が冷たいとよくいわれる | □ |
| ほどんどの人が快適と感じる冷房でも冷えを感じる | □ |
| 冷えるため夏でも素足になることは苦手である | □ |

最近1～2年の体調で当てはまるものをチェックし，チェック数が4項目以上であれば冷え症と判定する．
(楠見・江守の冷え症評価尺度をもとに作成)

**表3-2　冷えの重症度チェック**

| | | | |
|---|---|---|---|
| 手が冷える | □ | のぼせることがある | □ |
| 足が冷える | □ | 足が火照ることがある | □ |
| 寒がりである | □ | 足は冷えるのに頭はのぼせる | □ |
| 肩こりがある | □ | お風呂に入ってもなかなか温まらない | □ |
| トイレが近い | □ | 腰痛や膝痛がある | □ |
| 冷房がつらい | □ | 手や足が冷たいとよくいわれる | □ |
| 足が冷えて眠れない | □ | ダイエット中である | □ |
| 寝るときには電気毛布かあんかが必要である | □ | 平熱が低い | □ |
| 頭痛持ちだ | □ | 夏でも靴下をはいている | □ |
| 夕方，足がむくむ | □ | 生理痛がある | □ |
| 下痢しやすい | □ | しもやけができやすい | □ |

チェック数が3項目以上：要注意，5項目以上：冷え症，10項目以上：かなりの冷え症．
(天野恵子，花輪壽彦 編：漢方は女性の健康をたすける．p.94，岩波書店，2005．をもとに作成)

# 2 「歩き方」のセルフチェック

## 1 普段の歩き方を意識しましょう

歩くことは，筋力をつけて冷えない身体をつくることにつながります．前述したとおり，ふくらはぎの筋肉を動かすと，そのポンプ作用により下肢の血流が改善されるため，むくみの予防と改善が期待できます．さらに運動の習慣によって，太りすぎや軟産道への脂肪沈着の予防にもつながります．

下半身の筋肉が硬いと，歩行時に十分に身体機能が発揮できません．また，体重を足の外側にのせて歩いていると，腰から仙骨部にかけての筋肉が硬くなり，股関節の動きが制限されるようになります．股関節のスムーズな動きは妊娠中の身体を支えるだけでなく，分娩時にも重要です．

妊婦さんにとって，普段の生活とは別に時間を設けて体力づくりをするには気力と時間が必要ですが，普段の歩き方を意識するだけでも身体が引き締まり，太りすぎない体質に変わります．

## 2 セルフチェックの方法

**歩き方チェック❶ 普段の歩き方**

- **よたよたペンギン歩き**：横に身体を揺らして歩く，妊娠後期の妊婦さんによくみられる歩き方です（図3-8）．妊婦さんなら誰でもこの歩き方になると思っている方がいますが，よたよたペンギン歩きになるのは下半身にある大きな筋肉を使えていない妊婦さんであり，産後の尿漏れ予備群です．歩き方を一度見直してみましょう．
- **O脚ぎみ**：太ももの後ろから外側やおしりにかけての筋肉が硬くなっています．腰痛や尿漏れ予備群です．

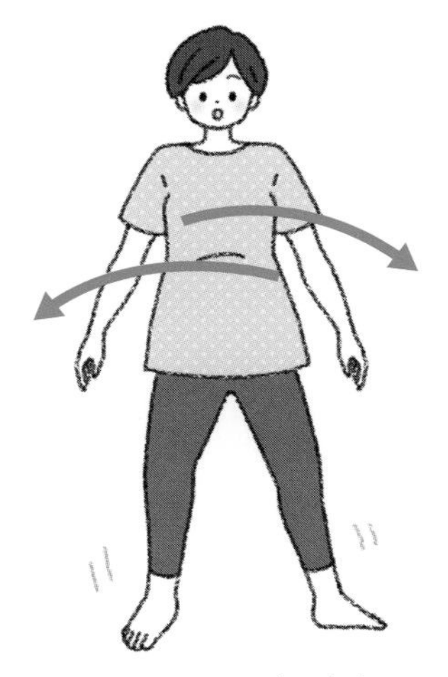

**図3-8　よたよたペンギン歩き**
ペンギンのように左右に身体を揺らした歩き方．

**歩き方チェック❷** **腰を落とした姿勢での歩行**

時代劇などで，着物を着た女中さんがお膳をお殿様に運ぶときの姿勢をイメージして，腰を落としたまま着物の裾が広がらない足さばきで歩いてもらいます(図3-9)．この姿勢で歩けない人は体力をつけていかなくてはなりません．着物を着て日常生活を送っていた時代の人は，今よりも下半身を使っていました．車やエスカレーターを使っている現代社会ではつい怠けがちになっていまいますが，自分の体力や生活を見直し，できるだけ階段を使って歩くようにするなど，体力づくりに取り組んでもらいましょう．

## 3 冷えを改善し姿勢を整える歩き方

冷えを改善して身体を温め，姿勢を整える歩き方を練習してもらいましょう．

**実践❶** **筋肉のポンプ作用を意識して歩く(図3-10)**

①ふくらはぎの緊張と弛緩が交互に現れるように歩きます．

②後ろ足の足首をよく曲げるようにして，かかとを蹴り出します．

③太ももとおしりの筋肉も弛緩と緊張を意識して，いつもより半歩大股になるよう踏み出します．

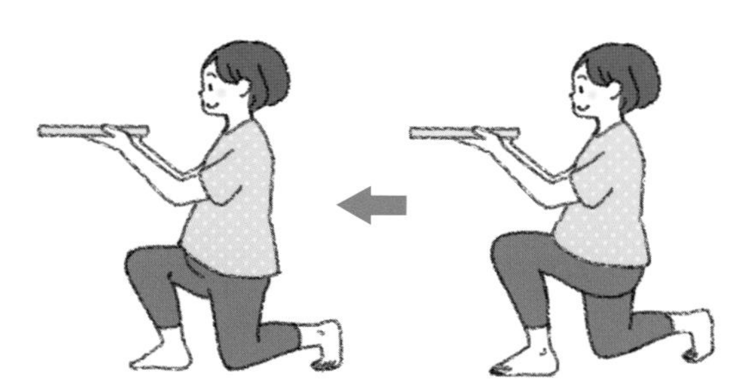

**図3-9 足腰の筋力チェック**

腰を落としたまま，着物の裾が広がらない足さばきをイメージして歩く．

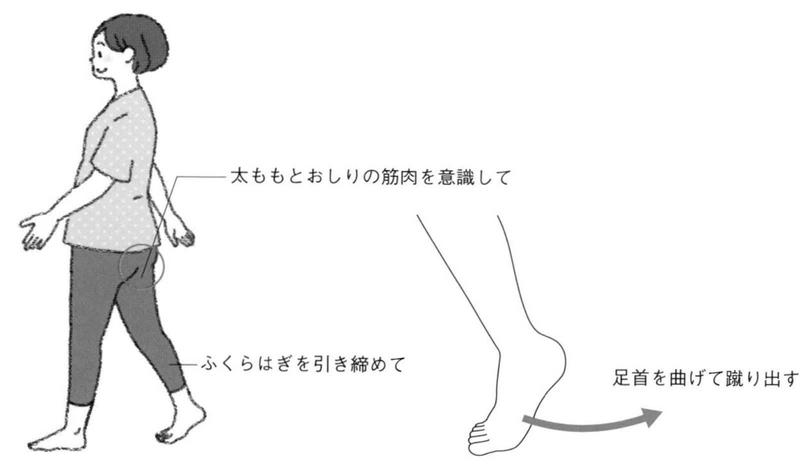


**図3-10 ふくらはぎの筋肉のポンプ作用を使った正しい歩き方**

**実践❷** **筋肉を意識して30分歩行**

それでは，実際に歩いてもらいましょう．

①おしりの筋肉を引き締めることを意識して3分間歩きます．

②次の3分間は少しだらだら歩いてもOKです．

③次の3分間は再びしっかり蹴り出しながら，おしりの筋肉を引き締めて大股に歩きます．

④①～③を繰り返しながら30分程度歩きます．

この練習を続けることで，おしりの筋肉を引き締めて歩けるようになります．

# 3 「姿勢」のセルフチェック

## 1 姿勢を意識して筋力をつけましょう

姿勢の維持にはやはり筋力が必要です．筋力は動かないとすぐに低下してしまいます．体重が増えていく妊娠期間中に筋力をつける行動を勧めましょう．

妊娠中は大きくなるお腹を支えるために，妊婦さん特有の姿勢をとります．今までの生活では気にならなかった姿勢でも，短期間で体重が増える妊娠期は身体に負担がかかります．ほかのいろいろな症状に気をとられ，姿勢が意識されることは少ないようです．しかし，姿勢を整えることによって，腰痛やお腹の張りの改善，娩出時の仙骨の動きなどにもよい影響を及ぼすと考えられます．

## 2 セルフチェックの方法

**姿勢チェック❶** **普段の姿勢**

自分が普段どのように立っているのかを確認してもらいましょう．

- おしりの筋肉は盛り上がっていますか
- おしりの筋肉を硬く締められますか
- 仙骨を反り返らせずに（出っ尻にならずに）立てますか
- 背を反り返らせずに，大きくなったお腹を支えられていますか
- 頭は耳の穴と肩先とを結んだ垂直線上にありますか（p.22の図3-14）．前のめり（前傾）や後ろに反った姿勢になっていませんか
- お腹を突き出した姿勢で立っていませんか
- 「疲れた」と，腰に手をあてるように立っていませんか
- 腰痛があり，腰をかばって片側に体重をかけて立っていませんか
- お腹が張って手をお腹に添えたくなっていませんか
- 立っているのがつらくなり，前屈みになりがちではありませんか
- 猫背で首こり・肩こりがありませんか
- 足にタコや魚の目ができていませんか

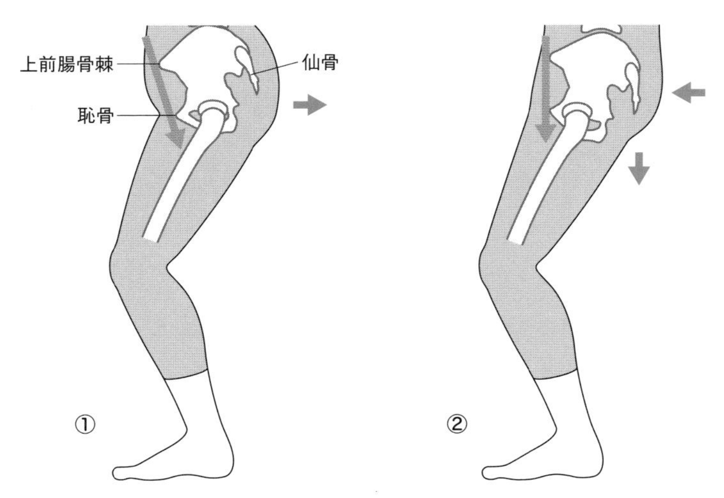


図3-11　**骨盤の動きチェック**
①おしりを後ろに突き出し，骨盤を前に傾ける．
②突き出したおしりを戻し，骨盤（仙骨）を立てて，おしりの穴と頭のてっぺんが真っすぐになるように，膝を曲げて腰を下げながら調整する．

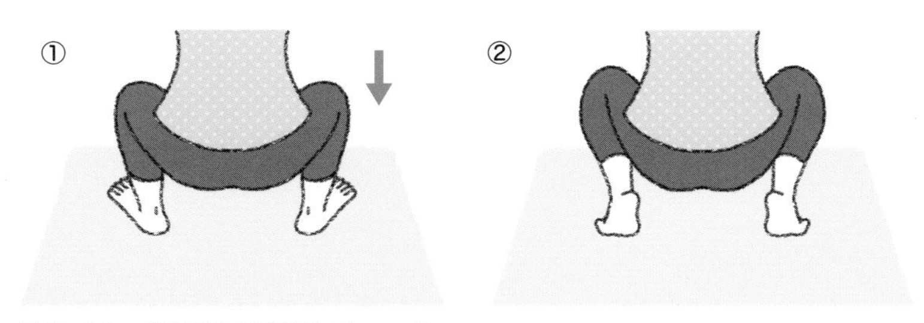


図3-12　**股関節の柔軟性チェック**
①肩幅に足を広げて立ち，かかとを床につけたまましゃがむ．
②かかとが浮いてしまう場合は，股関節やふくらはぎ，足首が硬くなっている．

**姿勢チェック❷ 立ち姿勢で骨盤の動きを確認する**

赤ちゃんを産み出すときには，仙骨が前に突き出る動きとなります．そのためには，股関節の硬さを取り除き，仙骨周辺の筋肉をやわらげておくようにします．出産までに，腰がスムーズに動くようにしてもらいましょう（図3-11）．

**姿勢チェック❸ しゃがんで足首と股関節の柔軟性を確認する**

お産のときには股関節が上手に開き，骨盤も出産に合わせて動くようになっていることが望ましく，足首やふくらはぎが硬いままではその動きが制限されてしまいます．

和式トイレでしゃがみにくい人は，ふくらはぎが十分に伸びず足首が硬い人です．いつもかかとの高い靴を履いている人などに多く，ふくらはぎが緊張している状態です．

腰を下ろすとひっくり返りそうになる人は，足首だけでなく股関節も硬い場合があります．仙骨についているおしりの筋肉や太ももの外側の筋肉にも負担がかかっています（図3-12）．

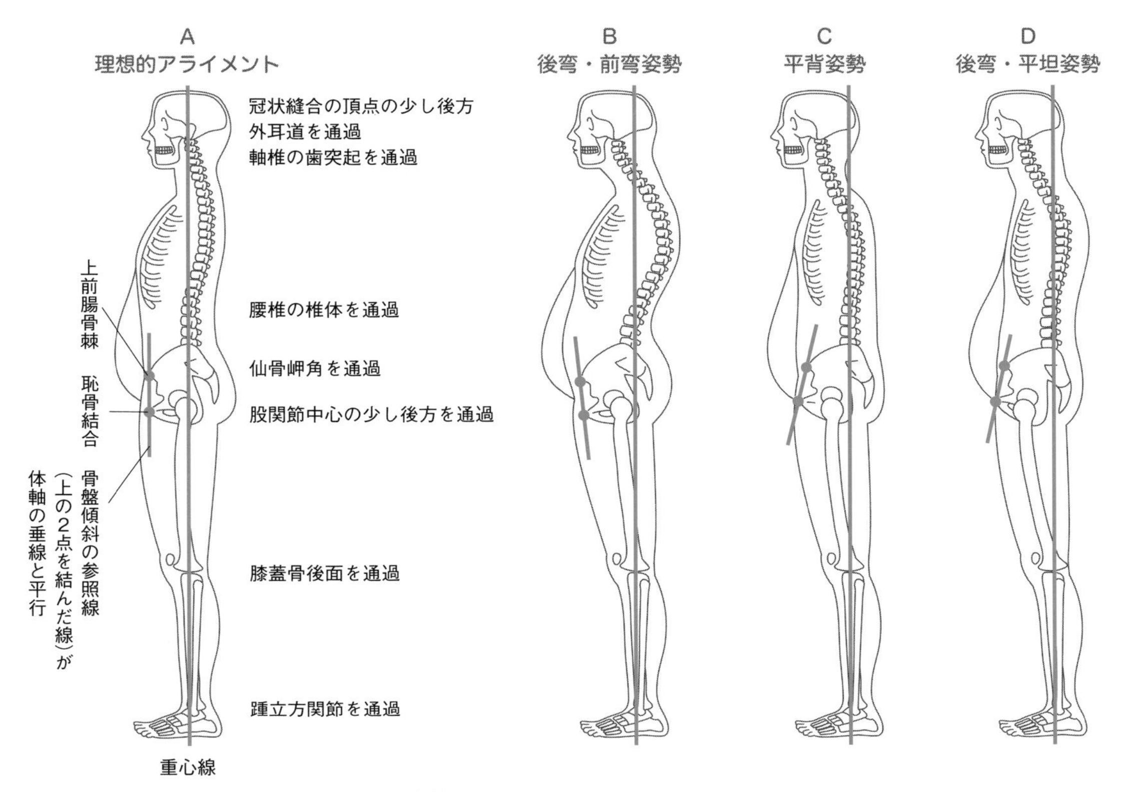


**図3-13　骨格でみる正しい姿勢・悪い姿勢**

（F.P. ケンダル他著，栢森良二監訳：筋：機能とテスト―姿勢と痛み―．p.76，西村書店，2006．を参考に作図）

A：正しい姿勢．
B：後弯・前弯姿勢．妊婦さんによくみられる姿勢．鼠径部のつっぱり感を訴えることが多い．
C：平背姿勢．おなかが大きくなると，おなかを支えるため前傾となり，腹部の圧迫や張り感を訴えやすい．重心は前方に移動している．
D：後弯・平坦姿勢．殿部に力がないため腰痛や膀胱の圧迫感を訴えることが多い．おなかの張り感を訴えることも多く，おなかを突き出して立ちやすい．
　このように，姿勢によって訴えの内容や症状も異なる．

## 3　正しい姿勢・筋緊張のほぐし方

### 実践❶　正しい立位姿勢

「リラキシン」というホルモンの作用により，腰部の靱帯は出産に備えて少しずつ緩んできます．週数が進み，お腹が前にせり出してくると背骨の弯曲が進み，腰痛の原因になりがちです．そこで，腰痛予防のための正しい立位姿勢を心がけてもらいましょう．

背骨の弯曲が強いときは，おしりを突き出しているか背中をまるめています．その場合は，重心がかかとにのっているか，あるいは前のめりの姿勢になっています．顎を上げない姿勢で，頭も重心がとれていることが大切です（図3-13）．

- 立ち上がるときには，いったん膝を曲げてから立ち上がります．
- 頭をまっすぐに保ち，前のめりや後ろ反りの姿勢にならないように，頭を持ち上げるイメージで立ちます（図3-14）．「おしりとお腹は突き出さない」という意識をもちます．

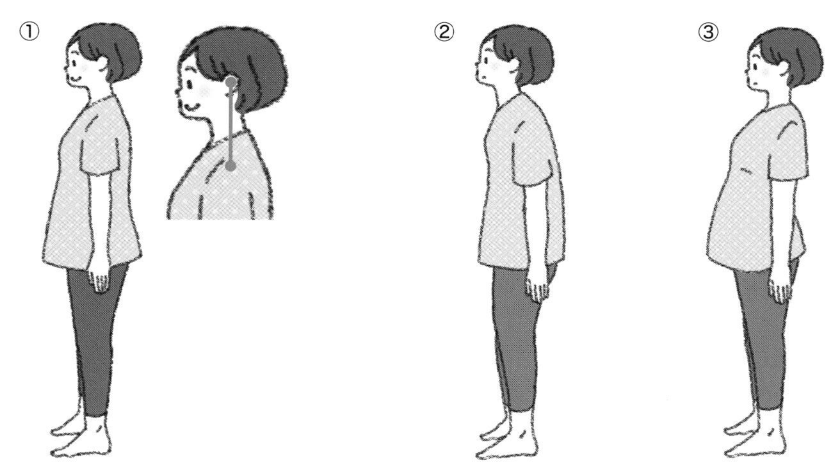


**図3-14　正しい姿勢と悪い姿勢**
①正しい姿勢．耳の穴と肩の一番高いところが垂直になるようにする．
②悪い姿勢．腰が曲がって背中が丸く，顎が突き出ている．
③悪い姿勢．お腹を突き出して立っている．首の後ろと背中を緊張させている．

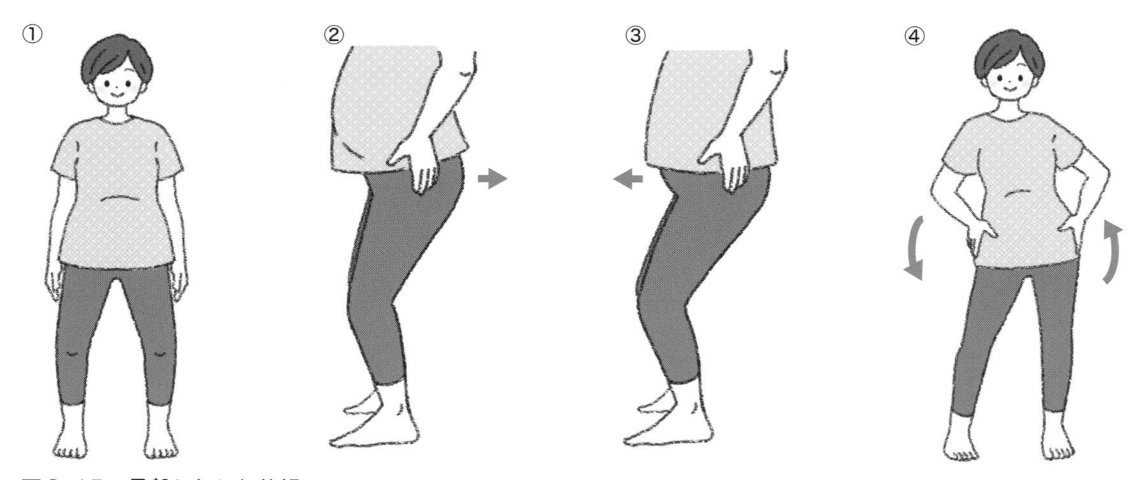


**図3-15　骨盤ふりふり体操**
①肩幅に足を広げて立ち，やや膝を曲げる．
②骨盤を前傾させる．腰はそのままで，おしりを後ろへ突き出すように立ってみる．
③骨盤を立てる．腰はそのままでおしりを前へ引くようにして，骨盤を立てる．
④骨盤を左右交互に上げて，上下に傾ける．

- 腰をやや前に突き出して，骨盤を垂直に保つ時間をつくりましょう（p.20の図3-11の②）．

骨盤の歪みがみられる人の多くは股関節周囲の筋肉が緊張し，妊娠による体重の変化やくせにより悪化します．筋肉の緊張をストレッチやつぼ療法で和らげることは骨盤ケアとなり，バランスが整います．

**実践❷ 骨盤ふりふり体操**

分娩時には，赤ちゃんの娩出を助けるように骨盤が上手に広がってくれなくてはなりません．骨盤をよりよく保ち，出産に備える体力づくりをするため，脊柱と仙骨のつなぎ目をほぐす体操で股関節や腰を動かしておきましょう（図3-15）．この体操を行うことが難しい場合は，仰向けに寝て片足ずつ伸ばすことで股関節と骨盤まわりの筋肉を動かしましょう．

# 4 「下半身の力」のセルフチェック

## 1 日常生活のなかに体力づくりを取り入れましょう

分娩時や産後に備えて，下半身の筋力をつけることはとても大切です．経穴(つぼ)を用いた東洋医学では，経穴や経絡を使って身体全体の治療をしていきます．下半身の運動は，下半身に通っている経絡の動きを活性化し，身体全体の調子を整えることにつながります．経絡刺激によって下半身の経絡の気血の流れをよくすることで，お腹の赤ちゃんの成長を促し，産道を広げやすくする効果が期待できます．下半身の経絡刺激は，分娩時だけでなく，産後の母乳分泌にも影響すると考えられています．

下半身の筋力をつけるために特別な運動を行うこともよいのですが，日常生活のなかで筋肉に負荷をかける動きを取り入れたり，筋肉を意識して歩くこと(p.18の図3-10)も十分効果があります．外遊びする子どもがいる妊婦さんは子どもとの過ごし方を工夫するだけで，かなりの運動量になります．

初産の妊婦さんはもちろん，お産の進み方を知っている経産婦さんも，一度体力チェックをして，分娩時と産後に備えて歩き方や過ごし方を見直してもらいましょう．

## 2 セルフチェックの方法

**体力チェック❶** **中腰での上下運動**

中腰のまま，ボールを弾ませるようにおしりとふくらはぎをぶつけ，30回程度上下運動を行います(図3-16)．1日1セットを目安に行い，息切れをせずに行えることを目標にします．

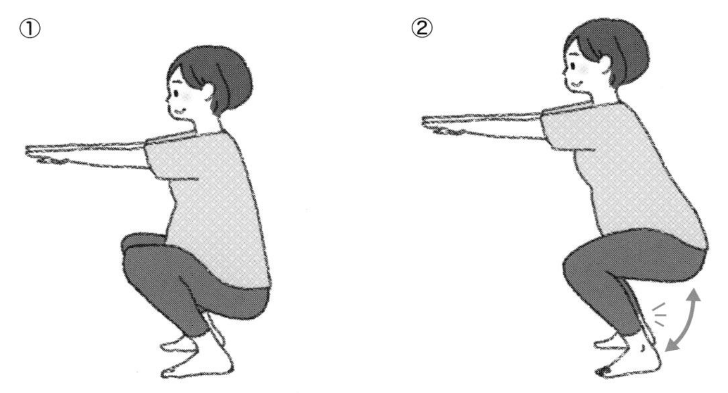


**図3-16　体力チェック①(中腰での上下運動)**
①腕を前に伸ばしてバランスをとる．
②ぼよんぼよんとおしりとふくらはぎをぶつけ，上下に30回はずむ（バランスボールではずんでいるように．腕は伸ばしたまま）．

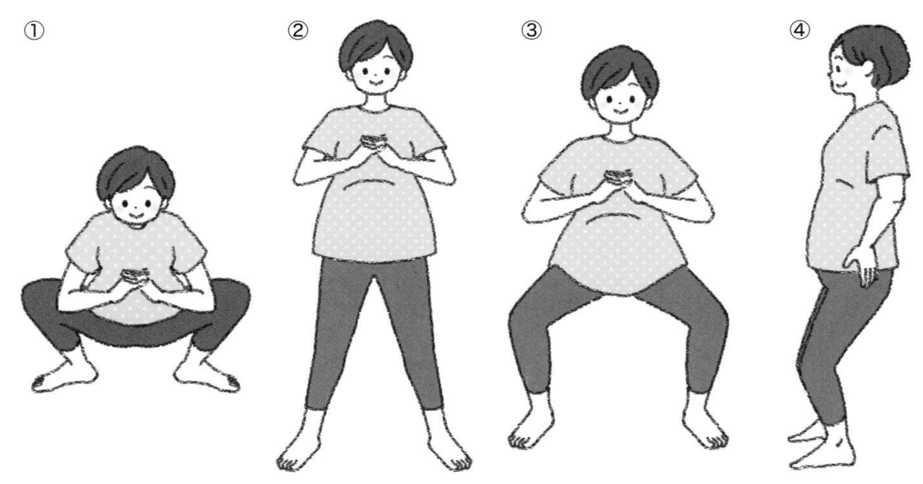


**図3-17　体力チェック②(スクワット)**

①肘を内股（大腿部の内側）にあて，股関節を広げるようにして足を開いてしゃがむ．
②一度立ち上がる．そのくらいの足幅に立って仙骨を前へ突き出す姿勢をとる．
③膝を曲げて，少しずつ下げていく．低いスクワットの姿勢で静止する．
④③の姿勢で仙骨を立て，頭のてっぺんからおしりの穴までまっすぐになるように立つ．そのまま 30 秒保持する．

## ‖ Advice ① ‖ 骨産道の大きさをイメージしてもらいましょう

赤ちゃんは，お母さんの産道を通過して産まれてきます．妊婦さんに赤ちゃんが産まれてくるときをイメージしてもらうと，「自分だけではない」と一緒に頑張っている赤ちゃんにも気持ちが向きます．

- 陣痛が進むということは赤ちゃんが降りてきているということだと伝えましょう．
- 赤ちゃんの頭の大きさをイメージしてもらいましょう(図3-18-①)．赤ちゃんの頭は両手の親指と人差し指で輪を作ったときの大きさとほぼ同じです(直径は約10 cm，頭の周囲径は約31 cm)．
- 赤ちゃんの頭が通ってくる骨産道の大きさをイメージしてもらいます．親指と中指で作った輪が自分の骨産道の大きさです(図3-18-②)．陣痛に合わせて赤ちゃんはそこを通って出てきます．陣痛時には赤ちゃんをイメージして深呼吸をしてもらいましょう．

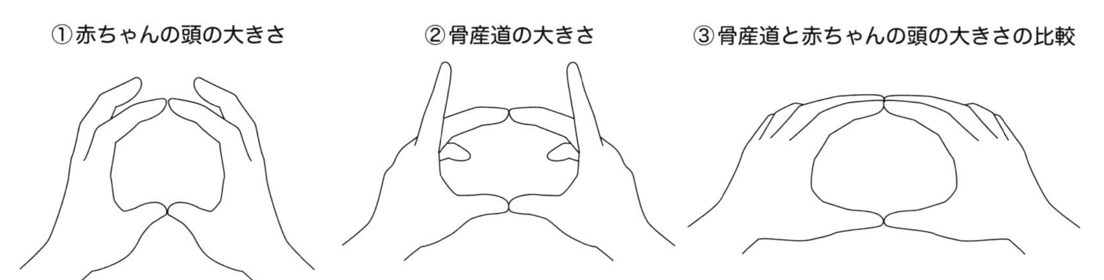


**図3-18　赤ちゃんの頭と骨産道の大きさ**

(飛松源治：鍼灸と催眠療法の入門．p.103，三景出版，2006．を参考に作図)
①赤ちゃんの頭：親指と人差し指で作った輪の大きさとほぼ同じ．
②骨産道：親指と中指で作った輪の大きさとほぼ同じ．
③両手の親指・人差し指，中指をあわせてみると，①②を比べることができる．骨産道と赤ちゃんの頭の大きさの違いがわずかであることがわかる．

**体力チェック❷** **スクワット**

下半身を鍛えながら，股関節と骨盤の動きを助ける運動を紹介します(図3-17)．

赤ちゃんを産み出すときには仙骨が前方に突き出る格好になります．現在は，分娩台が動いて娩出時の腰の動きが誘導されるようになっていますが，赤ちゃんを押し出すためには下半身の力が必要です(Advice ①，図3-18参照)．出産時の陣痛の波(分娩時のいきみ)は60～90秒続くため，妊娠36週に入る頃には，スクワットの姿勢を保つ時間を30秒から90秒に延ばすとよいでしょう．

スクワットができる時と場所を考えると，台所に立つときが一番です．ほかにもちょっとした空き時間があればできます．スクワットには，p.20の図3-12でチェックした足首と股関節の柔軟性も欠かせません．ストレッチを習慣化して，下半身の筋力をつけましょう．

# 5 「お腹の硬さと張り」のチェック

## 1 自分のお腹に触れて健康レベルをチェックしましょう

腹診は健康レベルをチェックする一つの方法です．東洋医学では，心身ともに健康な人のお腹は，全体がつきたてのお餅のように柔らかく，適度の張りがあり，温かい状態とされています．妊婦さんのお腹も，つきたてのお餅のように柔らかく，適度の張りがあり，温かく，赤ちゃんの動きを感じられるお腹を健康な状態と考えます．

## 2 セルフチェックの方法

**お腹のチェック❶** **柔らかさ・張り・弾力・皮膚**

妊婦さんが自分のお腹に触れて，以下のようなことを感じる場合には，健康レベルの低下が推察されます．

- お腹の皮膚がゆるんだ感じがする
- 硬くて赤ちゃんが動きにくい
- お腹が張りすぎて，あるいは硬くて痛みを感じることがある
- 押して硬いところがある
- お腹全体が柔らかく，弾力がない
- 冷たく，皮膚が張っている感じがする
- 汗がさらさらせず，べたべたする，あるいは湿り気がある
- 皮膚の色が悪く，ざらざらする
- 肌つやがなく，皮膚が黒ずんでいる，あるいは黄色っぽい
- 臍から下の皮膚が黒ずんでいる

皮膚が乾燥してざらざらしている場合は血虚(p.38参照)や肺の機能の低下が考えられます．皮膚が薄くなったり，ゆるんだりしている場合は脾や腎の気の低下や老化が考えられます．このようなときは，元気をつけるようによく寝ることが必要です．元気が回復してきたら少しずつ歩き，体力をつけてもら

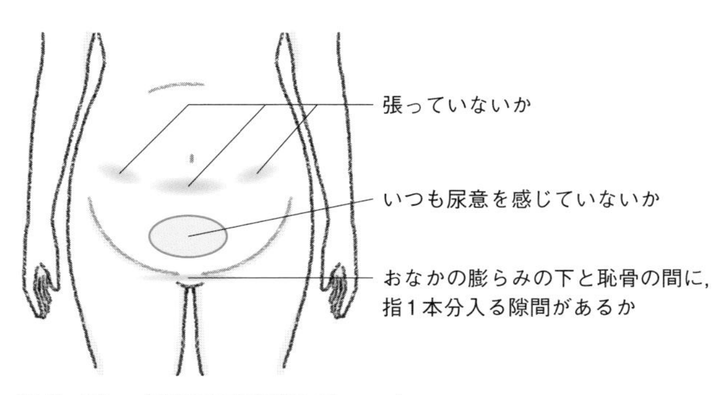


図3-19　お腹の下垂感のチェック

表3-3　お腹の張りに関する妊婦さんの訴え

| |
|---|
| ①皮膚の伸びが悪い（皮膚が硬い） |
| ②皮膚が冷えてむくんでいる |
| ③前傾姿勢のためにお腹に負担がかかって苦しい |
| ④便秘で苦しい |
| ⑤疲労によってお腹を突き出した姿勢となり，鼠径部に張りが生じている |
| ⑥お腹を支える体力がないために，お腹が重く下がり，張りを感じる |
| ⑦赤ちゃんがお腹の中で動いたときに張りが生じる．ときに強く張りを感じる |
| ⑧皮膚が硬く感じる |
| ⑨お腹の中から張り感が押し寄せてくる |
| ⑩お腹のつっぱり感を感じやすい |

⑥の訴えがみられる場合は妊婦さんの体力・体調に積極的に働きかけ，回復を図る必要がある．
休息をとったり，周囲のサポートを求めたりしてもらいましょう．
⑨⑩の訴えがみられる場合はなんらかの異常の徴候である可能性があるため受診を勧める．

いましょう．皮膚が硬く，むくんでいる場合には，むくみを追い出すことから始めてもらいましょう(p.68参照)．ふくらはぎのポンプ作用を使う歩き方(p.18の図3-10参照)や日常の食生活の見直し(p.36〜参照)も必要です．

**お腹のチェック❷** 下垂感

お腹の下垂感は，東洋医学的にみると，腎の気を消耗し，妊婦さんが大きくなったお腹を支えられない状況です(図3-19)．下垂感のみで，お腹の張りや子宮頸管の短縮などの切迫早産傾向がないことを確認します(表3-3)．

腎の気を高めるためにも休息をとり，睡眠の時間や質を見直してもらうことが必要です．

## 3　助産師さんによるお腹のチェック

妊婦健診などで助産師さんが妊婦さんのお腹に触れ，妊婦さんの呼吸や心身の状態を診ることも大切です．

お腹は緊張や痛みを感じやすいため，お腹に触れる前には妊婦さんに確認し，手のひら全体を使って触れてください．お腹に手をそっと置くことで，皮膚の温度や湿り気などを感じやすくなります．

**お腹のチェック❸** 呼吸

東洋医学では，身体は「気」（エネルギー）でできていると考えています．気が栄養である血を運んでいます．身体は天の気を取り入れるために呼吸し，地の気である食物からの栄養を取り入れて，元気の源を作り出しています(p.11の図2-8参照)．呼吸により気と血の流れがよくなるため，深く，ゆっくり呼吸ができるようにしておきましょう．

助産師さんが妊婦さんのお腹に触れ，その状態で呼吸してもらい，妊婦さんに自分の呼吸を確認してもらいます．

- お腹の息を吐ききって，大きく吸うことができていますか
- 肩の力を抜いて大きな呼吸ができていますか
- 身体の隅々まで，呼吸がまわっていく感覚がありますか

穏やかな感情でゆったりとお腹で呼吸をしている状態が望ましく，肩に力が入っていると呼吸が浅くなりがちです．p.40で紹介する呼吸法・経絡法を妊婦さんに勧めましょう．

**お腹のチェック❹** 感情・精神状態

お腹は「腹を立てる」という言葉もあるように，感情を表現する部位の一つととらえられています．怒りや悲しみ，恐れといった感情因子は内因(p.6参照)として身体に変調を起こす要因になります．

- お腹が冷たかったり，皮膚が硬く感じたりするときは，冷えや疲れが生じています．生活習慣を尋ねて改善点をアドバイスするとよいでしょう．
- お腹に触れたときに硬さを感じる，または，触れるとびくっとしたり，触れられるのを嫌がる妊婦さんは，やや神経質ぎみで繊細な性格，あるいは緊張・ストレスを感じている状態かもしれません．
- 触れるとくすぐったがる妊婦さんの場合は，皮膚が過緊張ぎみになっている場合があります．リラックスするように語りかけ，違和感などがないか確認しながら触れます．
- お腹全体がぶわぶわと力なく，皮膚がゆるんでいる場合は，気力だけで頑張っている徴候です．休息をとるようにアドバイスしましょう．

**お腹のチェック❺** 部位ごとの圧痛・硬さ

図3-20を参考に，お腹の部位ごとに詳しく診ていきましょう．

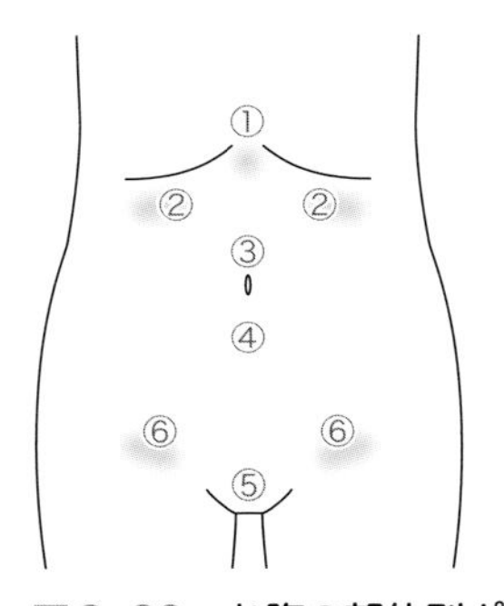


①：圧痛・硬さがあるときは胃腸の不調や緊張症の可能性あり．食欲や消化の状態を尋ね，心配事がないかにも気を配る．

②：圧痛や硬さに加え，呼吸が深く入っていないときは心配事やイライラがあることも．妊婦さんの気持ちをよく聞く．

③：胃腸への負担や疲労の蓄積により，つっぱり感や硬さを感じる場合がある．

④（おへそ周辺）：立位や側臥位になっているときに垂れ下がる場合には，お腹を支える皮膚の張りが低下している．気力が低下し，元気の消耗が激しくなっている．

⑤：張りや筋張りが気になるときは腹部が下がり，張っている．疲労や冷え，動きすぎなどが関係している場合もある．

⑥：股関節痛や腰痛がある場合，身体をねじった立ち方をする場合に圧痛・硬さがみられる．姿勢や歩き方，日常生活についてアドバイスする．

図3-20　お腹の部位別ポイント

# 6 出産力チェックリスト

東洋医学の考え方を取り入れた実践型クラスを進める際には，妊婦さん自身に自分の身体や心，環境の状態を理解してもらうことが大切です．これまでに紹介したセルフチェックを実践しながら妊婦さんが自分の「出産力」をチェックし，身体づくりの励みにしてもらうためのチェックリストをまとめました．

## 1 身体のチェックリスト

妊婦さんの体力づくりの指標となるチェックリストです（表3-4）．臨月を迎える頃には体力に自信が

表3-4　身体のチェックリスト

| 妊娠期 | | 妊娠初期（～13週） | | | 妊娠中期（14～27週） | | | 妊娠末期（28週～） | | |
|---|---|---|---|---|---|---|---|---|---|---|
| 月数 | | 2 | 3 | 4 | 5 | 6 | 7 | 8 | 9 | 10 |
| ①夜間排尿回数*1（目標0～1回） | | | | | | | | | | ／ |
| ②立ち姿勢（p.22の図3-14） | | | | | | | | | | |
| ③歩き方（p.18の図3-10） | | | | | | | | | | |
| ④バランス（片足立ちがうまくできるか） | | | | | | | | | | |
| ⑤大股開き座り*2 | | | | | | | | | | |
| ⑥⑤の動作時の股関節の開き具合 | | | | | | | | | | |
| ⑦内股の硬さ（押しても痛みがないか） | | | | | | | | | | |
| ⑧ふくらはぎのポンプ作用（p.14の図3-4） | | | | | | | | | | |
| ⑨深呼吸できるか | | | | | | | | | | |
| ⑩リラックス上手か | | | | | | | | | | |
| ⑪冷え（仙骨部は温かいか，汗は出るか） | | | | | | | | | | |
| ⑫がっちりおしり*3 | | | | | | | | | | |
| ⑬骨盤ふりふり体操（p.22の図3-15） | | | | | | | | | | |
| ⑭排便（押し出す力） | | | | | | | | | | |
| ⑮むくみの予防・改善 | | | | | | | | | | |
| ⑯腹部の硬さ，位置，温もり感 | | | | | | | | | | |
| ⑰体力チェック（p.24の図3-17） | 30秒スクワット | | | | | | | | | |
| | 60秒スクワット | | | | | | | | | |
| | 90秒スクワット | | | | | | | | | |

妊娠期間中の自分の身体の変化を毎月記入してもらう．セルフチェックの方法についてはp.12～27参照のこと．
*1：妊娠10か月以降は何度目覚めても心配なし．*2：股関節を広げてしゃがめるか．*3：殿筋にしっかり力が入るか．
【記入法】 ◎：大変よい，○：よい，△：頑張っている

もてるように，妊婦さんに継続的にアドバイスしましょう．また，毎月の自分の頑張り具合をセルフチェックして励みにしてもらいましょう．

## 2 心のチェックリスト

仕事や家庭をはじめ，現代社会はストレスがいっぱいです．妊娠による身体の変化のみならず，仕事の調整や引っ越しによる環境の変化など，妊娠をきっかけに心身の負担になることが多く発生します．責任感が強く几帳面な人は，ストレスからうつ傾向が強くなりがちです．うつは誰でもなり得ます．予防のために妊婦さんに自分の心の鏡をのぞいてもらいましょう（**表3-5**）．心が曇りがちになっていると感じているようならば，気分転換とともに，健診時に相談するように勧めましょう．

表3-5　心のチェックリスト（SRQ-D；Self-Rating Questionnaire for Depression，自己診断用抑うつ尺度）

| 質問＼回答・得点 | いいえ | ときどき | しばしば | 常に |
| --- | --- | --- | --- | --- |
| | 0点 | 1点 | 2点 | 3点 |
| ①身体がだるく疲れやすいですか | | | | |
| ②騒音が気になりますか | | | | |
| ③最近気が沈んだり気が重くなることがありますか | | | | |
| ④音楽を聞いて楽しいですか | | | | |
| ⑤朝のうちが特に無気力ですか | | | | |
| ⑥議論に熱中できますか | | | | |
| ⑦首すじや肩がこって仕方がないですか | | | | |
| ⑧頭痛持ちですか | | | | |
| ⑨眠れないで朝早く目が覚めることがありますか | | | | |
| ⑩事故やけがをしやすいですか | | | | |
| ⑪食事が進まず味がないですか | | | | |
| ⑫テレビをみて楽しいですか | | | | |
| ⑬息がつまって胸苦しくなることがありますか | | | | |
| ⑭のどの奥に物がつかえている感じがしますか | | | | |
| ⑮自分の人生がつまらなく感じますか | | | | |
| ⑯仕事の能率があがらず何をするのもおっくうですか | | | | |
| ⑰以前にも現在と似た症状がありましたか | | | | |
| ⑱本来は仕事熱心で几帳面ですか | | | | |

合計点を計算して判定する．ただし質問②④⑥⑧⑩⑫は加点しない．
【判定】
16点以上：うつ状態が疑われますので，専門機関を受診してください．
15～11点：精神的疲労がたまっている状態です．休養をとることや保健師などへの相談をお勧めします．
10点以下：心の健康が保たれている状態です．これからもストレスをためない生活を続けてください．
（渡辺昌祐，光信克甫：プライマリケアのためのうつ病診療Q&A．pp.221-223，金原出版，1988．より）

▶「私の笑顔は素敵です」
▶「輝いている私はお腹の赤ちゃんのママです」
▶「感謝の気持ちでおいしく食事を摂ろう」
▶「気分のよい時間をたくさんつくろう」
▶「頑張っている私はえらい」
▶「赤ちゃんに会える日を楽しみに待とう」
▶「一日一回思いっきり笑おう」
▶「今日も元気に活動しよう」
▶「今日も楽しい思い出を作ろう」

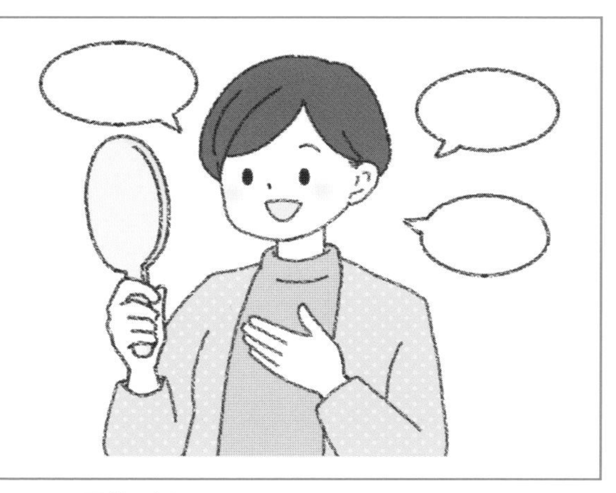

図3-21　1日の始まりや終わりに妊婦さんが自分自身にかける言葉の例

心の鏡を磨いておくために，一日の振り返りとして，あるいは一日の始まりに自分自身にかける言葉(図3-21)を妊婦さんに伝えましょう.

## 3 気・血・水のチェックリスト

第2章で述べたとおり，東洋医学では，身体を構成する基本要素である「気」(エネルギー)・「血」(血液)・「水」(血液以外の液体)が身体の隅々まで流れ，健康を維持していると考えています．妊婦さんが気血水の状態を自覚し，自分の体質を知ることで妊娠中の健康管理に役立てることができます．妊婦さんの身体の状態を東洋医学的にとらえるために「気血水スコア」(表3-6)を用いてセルフチェックしてもらいましょう．自分の体質に合わせた養生法(p.37～参照)を実践して気・血・水の活動を充実させ，流れを整えることは内臓の病気の予防につながります.

**表3-6　気血水スコア(せりえ鍼灸室版)**

| 気虚スコア | | |
|---|---|---|
| 症候 | 配点 | 得点 |
| 身体がだるい | 10 | |
| 気力がない | 10 | |
| 疲れやすい | 10 | |
| 日中の眠気 | 6 | |
| 食欲不振 | 4 | |
| 風邪をひきやすい | 8 | |
| 物事に驚きやすい | 4 | |
| 目や声に力がない | 6 | |
| 腹筋がない | 8 | |
| 脱肛，子宮脱，胃下垂がある | 10 | |
| 下痢傾向 | 4 | |
| 合計点（気虚＞30点） | | |

| 気うつスコア | | |
|---|---|---|
| 症候 | 配点 | 得点 |
| 抑うつ気分*1 | 18 | |
| 頭が重い / すっきりしない感じ | 8 | |
| 喉の詰まった感じ | 12 | |
| 上腹部で左右の肋骨弓の下のつかえ感 | 8 | |
| 腹部膨満感 | 8 | |
| 一日のなかでつらいところがよく変わる | 8 | |
| 朝起きにくく調子がでない | 8 | |
| おならがよく出る | 8 | |
| ゲップがよく出る | 4 | |
| 残尿感がある | 4 | |
| お腹がぐるぐる鳴りやすい | 8 | |
| 合計点（気うつ＞30点） | | |

| 気逆スコア | | |
|---|---|---|
| 症候 | 配点 | 得点 |
| 冷えのぼせ（足は冷え，頭はほてる） | 14 | |
| 動悸がする | 8 | |
| 急に頭が痛くなる | 8 | |
| 吐くことがある（むかむかはない） | 8 | |
| 力が入った咳が出る | 10 | |
| 急にお腹が痛くなる | 6 | |
| 物事に驚きやすい | 6 | |
| 焦りや気が急く感じがする | 8 | |
| 顔面紅潮（足の冷えはなく，顔が赤くなる） | 10 | |
| 下肢と手足の冷え | 4 | |
| 手のひらと足の裏に汗をかく | 4 | |
| 合計点（気逆＞30点） | | |

| 血虚スコア | | |
|---|---|---|
| 症候 | 配点 | 得点 |
| 集中力低下 | 6 | |
| 不眠／睡眠障害 | 6 | |
| 眼精疲労 | 12 | |
| めまい感 | 8 | |
| こむら返り（足がつる） | 10 | |
| 過少月経・生理不順だった | 6 | |
| 顔色が悪い | 10 | |
| 頭髪が抜けやすい*2 | 8 | |
| 皮膚の乾燥・皮膚が荒れやすい | 14 | |
| 爪がもろい，ささくれができる | 8 | |
| 皮膚のピリピリ感・しびれ感 | 6 | |
| 合計点（血虚＞30点） | | |

| 瘀血スコア | | |
|---|---|---|
| 症候 | 配点 | 得点 |
| 目の周りのくすみ（くま） | 12 | |
| 顔のしみ，そばかす | 2 | |
| 肌がざらざら・肌荒れ | 5 | |
| 唇の色が赤黒い | 5 | |
| 歯ぐきの色が赤黒い | 5 | |
| 皮膚に浮き上がった毛細血管 | 5 | |
| 出血しやすい | 10 | |
| 手のひらが赤い | 8 | |
| みぞおちを押すと軽い痛みあり，お腹の脈拍が増えた感じがする | 5 | |
| 痔がある | 5 | |
| 月経異常があった | 12 | |
| 合計点（瘀血＞30点） | | |

| 水滞スコア | | | | | |
|---|---|---|---|---|---|
| 症候 | 配点 | 得点 | 症候 | 配点 | 得点 |
| 身体が重い感じがする | 3 | | 悪心／嘔吐 | 3 | |
| ズキンズキンとする頭痛 | 4 | | 腸のぐるぐる動くような音が多い | 3 | |
| 頭重感 | 3 | | | | |
| 車酔いしやすい | 5 | | 朝，手足がこわばる | 7 | |
| めまい | 5 | | むくみやすい | 15 | |
| 立ちくらみ | 5 | | 水様性下痢 | 5 | |
| 水様性鼻汁 | 3 | | 尿量の減少 | 7 | |
| 唾液分泌過多 | 3 | | 尿量の増加 | 5 | |
| 泡沫状の痰 | 4 | | 合計点（水滞＞30点） | | |

あてはまる症候の点数を合計する．程度の軽い症候は配点を1/2にする．
(例：配点10点の項目⇒5点として計算)．

*1：物事に興味がわかない，食欲がない，砂を噛むようでおいしくないなどの諸症状．

*2：頭部のフケが多い場合も同等とする．

(寺澤捷年：症例から学ぶ和漢治療学．pp.15-71，医学書院，2012．を参考に作表)

## 4 環境のチェックリスト

妊婦さんの住環境や家族環境なども，出産後をイメージして準備していく必要があります(表3-7).
妊婦さんが感じる社会的・環境的負担を取り除くように話していきましょう.

表3-7　環境のチェックリスト

| 区分 | | 項目 | チェック |
|---|---|---|---|
| 周辺環境（ストレス緩和） | | 子育てに適した住宅環境ですか | □ |
| | | 行政のサポート（保育ママなど）を利用する準備ができていますか | □ |
| | | 公園や学校は近いですか | □ |
| | | 保育園や学童保育はありますか | □ |
| | | 通勤や保育所への送迎がしやすい環境ですか | □ |
| | | 出産後，身の周りのサポートをしてくれる人がいますか | □ |
| 家族環境（夫（パートナー）と子ども） | | 夫はこの妊娠を一緒に喜んでいますか | □ |
| | | 夫は料理や片づけ，洗濯，掃除などができますか（妊娠中に習得しておきましょう） | □ |
| | | 夫は妊娠期～出産後まであなたと過ごす時間を十分にもてるよう計画していますか | □ |
| | | 互いを子育てのパートナーとして認め，助け合う姿勢をもっていますか | □ |
| | 上の子がいる場合 | 夫は上の子の保育園，幼稚園への送迎ができますか | □ |
| | | 上の子が今回の妊娠を受け入れるように準備を整えていますか | □ |
| | | 上の子の赤ちゃん返りの対処を夫とともに準備していますか | □ |
| | | 産後も上の子のケアを十分にできるように夫とともに準備していますか | □ |
| | | 産後も上の子が戸外で運動や遊びができるように相談し準備していますか | □ |
| 親族・友人環境 | | 互いの両親に産後のサポートを頼めるか相談していますか | □ |
| | | 産後の家事のサポートを親族や友人などに頼めるか相談していますか | □ |
| | | 出産用品を貸し借りできる人（親族・友人など）がいるか確認しましたか | □ |
| 仕事環境 | | 通勤時間は妊娠期間中でも無理なく通える程度ですか（通勤緩和の勧め） | □ |
| | | 出産に合わせて仕事内容を変えていくことができそうですか | □ |
| | | 仕事に責任感をもちながらも，無理をせず誰かの手を借りることができますか | □ |
| | | 上司や同僚など周囲の理解や協力は得られていますか | □ |
| | | あなたの仕事を交代・分担する準備を進めていますか | □ |

## 5 生活のチェックリスト

元気の大敵は「冷え」と「疲労」です．妊婦さん自身が元気でいられるために，「元気の元」となる衣・食・住を見直してもらいましょう（表3-8）．特に妊娠中の食事は，お腹の赤ちゃんを育てる役目を担っています．今から食事に気をつけておくと，離乳食や子どもの食事に悩むことも少なくなります．食の養生や生活を整えるための具体的な方法については，第4章で詳しく紹介します．

表3-8　**生活のチェックリスト**

| 分類 | 項目 | チェック |
|---|---|---|
| 衣類 | 妊娠中はおりものが多くなり，肌荒れも起こしやすくなります．肌に触れるものは，湿度の調節を行いやすい綿製品をおすすめします | □ |
| | 冬の空気の乾燥は，肌荒れを起こしやすくします．化繊製品の着用は，静電気を引き起こし，肌荒れにも影響してきます．肌の弱い人は見直してみてください | □ |
| | 冬はお腹を締めつけすぎない腹巻で，冷えを予防しましょう | □ |
| | 冬に履く靴下は，ウールなどが入っていると適度に湿りを出して，冷えを防いでくれます | □ |
| 食 | 加工食品を控えめにすると塩分の摂取量を抑えることができます | □ |
| | なるべく添加物の少ない食材を用いた食生活をめざしましょう | □ |
| | 野菜を摂ることで便秘を防ぎます．茹で野菜や冷凍食材も活用しましょう | □ |
| | 塩分濃度には慣れがあります．妊娠中の身体のためだけでなく，離乳食の準備として，今から薄味を試みていきましょう | □ |
| | お米は水分があるので便秘の予防にもなります．離乳食にも最適ですので，炊いたら冷凍保存して活用しましょう | □ |
| | 味噌は発酵食品です．具だくさんの味噌汁は腸活，便秘の解消だけでなく，離乳食の野菜やスープとして使えます．今から練習しておきましょう | □ |
| | 出汁はうまみとして，赤ちゃんの味覚を形成していきます．かつおだし，昆布だし，シイタケの出汁，いろいろな出汁が販売されていますので，上手に出汁生活をしてみましょう | □ |
| 住・お金 | 日中の日当たりがよい環境がベストです | □ |
| | 冷暖房を上手に利用しましょう | □ |
| | よく眠れる布団と枕を準備しましょう | □ |
| | 夜間は騒音の少ない環境がベストです | □ |
| | 室内，家の周囲ともに母子が快適に過ごせるように環境整備をしましょう | □ |
| | 出産にかかわる費用の準備をしましょう | □ |

本リストは，助産師さんが妊婦さんに伝えるアドバイスのチェックリストとして活用するとよいでしょう．

# 第4章 心身を調える養生とセルフケア

妊婦さんの身体が正常に働き，気・血・水が充実しているときには病気になりません．なんらかの原因で気の不足や乱れ，気の緩みがあるとき，また陰陽のバランスの崩れが続いているときなどに不調や病気が起こります．本章では，妊婦さんの心身を調え，出産やその後の育児に向けた体力をつけていくための日々の養生や呼吸法，タッチング，東洋医学の経穴を用いたつぼ指圧・マッサージ，温熱療法，お灸などのセルフケアを紹介します．

## 1 古典に学ぶ 自然のリズムに合わせた過ごし方

東洋医学では，身体そのものがもっている元気の源は「腎」にあると考えています．腎を外因，内因，不内外因（p.6～参照）から守って腎の消耗を防ぎ，日々の養生により腎の働きを充実させることが必要です．妊婦さんも，お腹の赤ちゃんに与えている元気の源である腎の力を少しでも低下させないように心がけ，元気を保つことが大切です．

約2千年前に編纂されたとされる東洋医学の古典『黄帝内経素問』の「上古天真論」には，日頃からの養生法が記されています．現代人がその養生法に従って生活することには無理がありますが，現代に通用する内容も多く記されています．

たとえば，冬は陰の気が多くなる季節で，夏は陽の気が多くなる季節とされます．身体の陰気は，生命の原動力である精気を蓄えて内部を引き締め，陽気を発散しすぎないように働いています．陽気は，体のまわりを守る気（衛気（えき））として働き，気温の変化に対応しています．陽気の多い人は暑がりで，陰気の多い人は冷え症です．私たちは陰陽のバランスを図りながら生活しています．養生で陰陽のバランスを整えて病気を防ぎ，安産へと導く身体をつくることが大切です．

以下は「上古天真論」に記されている四季の過ごし方です．妊婦さんの日常生活の参考にしてもらいましょう．

### 1）春

春は，冬の間隠れていたものが芽を出し，活動的になる季節です．身体にやる気のもとである陽気が多くなり始め，心も新たにのびのびと活動するのによい時期とされます．身を縮めずに活動的になる季節です．夏に汗をかける身体を目指して散歩や運動を始めるとよいでしょう．身体を動かさずにいると，夏でも汗の出が少なく，熱中症や冷え性になります．

春は肝の働きが乱れ，イライラしやすく情緒不安定になりがちな時期でもあるため，血行や気の巡りをよくすることが大切です．

### 2)夏

夏は，草木が成長し，万物が茂り花咲き乱れ，陽気が最高潮に達する時期です．この時期は，適当に運動して1日1回は汗をかくこと，気分的にも発散することが必要な季節です．陽気を発散させないと，身体に内熱がこもって害になります．身体全体が熱く感じるようになり，冷房や冷飲食を好むようになります．これを続けると下痢が起こります．

夏は適切に汗をかいて，熱がこもらない身体づくりをすることが必要です．

### 3)秋

秋は万物が実を結ぶ時です．すべてが引き締まる時期です．夏に吸収した陽気を身体の隅々まで取り込み，冬の寒さに備えます．秋は「あれもやりたいこれもやりたい」と活動的になってはいけないとしています．この時期にいつまでも夏の気分で活動的になりすぎては，陽気を発散しすぎます．秋風が吹いてきた頃には，汗をかいたらすぐに拭き，身体の陽気を逃さないことです．陽気を逃すと呼吸器が弱って，風邪をひきやすくなったり，冬になって下痢をしたりします．

### 4)冬

冬は万物が静かに沈み，消極的になる季節です．この時期は活動的になって汗をかくことを控えると説いています．冬に無理をして陽気を発散すると，反動で冷えて腎が悪くなると考えています．冬は元気の源である精を貯蔵する季節です．腎を補う黒い食べもの，温める食べものを摂り，陽気を発散せずに温める時期と心得ましょう．

### 5)梅雨時・秋の長雨時

雨の時期は湿邪[*1]に注意します．雨に濡れない，濡れたら着替えるなど，湿が身体に入らないようにします．湿とともに寒も入りやすくなります．夏の土用の頃は，食欲が低下しがちな時期です．冷たいものの摂りすぎは胃腸の働きを低下させてしまいます．

冷房や暖房に依存した生活を見直して，できるだけ季節に合わせた過ごし方を心がけると，身体は元気になります．妊娠中の養生は産後の育児にも役立ちます．子どもの元気を育てるためにも季節を意識した生活を心がけましょう．

---

[*1] 湿邪：疾病を引き起こす6つの外界からの邪気(六淫)の一つ．他に風邪・寒邪・暑邪・燥邪・火邪がある．湿邪が身体に入ると，四肢のだるさやむくみ，頭重感，下痢などの症状が生じる．

# 地の気で命を養う「食養生」のすすめ

## 1 食養生のポイント

妊婦さんに，毎日の食習慣を見直して健康をつくっていく「食養生」を取り入れてもらいましょう．

### 1)地域の風土と伝統食を見直す

今はどこでも同じ食材が手に入りますが，本来は地域によって気候が違い，その土地の食材を使った伝統食があります．生活環境が違えば味つけや調理法も違います．地域に根ざした食材で健康アップを図ってもらいましょう．

### 2)旬の食材を丸ごと食べる

夏はキュウリやナスなど身体の熱を冷ます効果のある食材が旬を迎え，冬は身体を温める効果のある根菜類が旬を迎えます．つまり，旬のものを食すことで，季節に対応した身体づくりができるのです．食材にも季節感をもたせましょう．

### 3)気持ちよく食べて脾・胃の働きを高める

妊婦さんにとって，脾臓や胃腸の働きを整えることはとても重要です．東洋医学において「脾」は，飲食物から身体に必要なものを吸収し，心や肺へと運ぶ役割を担っているとされます．また，「胃」は飲食物を取り込んで消化し，腸へと送る役割を担っています．ストレスや疲れによって脾や胃の働きが低下すると，食欲の減退や消化能力の低下をまねき，下痢や便秘になります．また，食材の栄養を身体に取り込むためには，気持ちよく食べることも大切です．

### 4)よく噛んで胃腸の負担を軽減させる

よく噛むことは胃腸の働きを助けます．一口ごとに箸を置いて，30回噛むようにアドバイスします．

### 5)定時，定量で三度の食事をとる

食事は規則正しく食べるようにアドバイスします．朝食抜きや，食後すぐに寝ることは胃腸に負担がかかります．また，暴飲暴食も胃腸へ大きな負担がかかるため，定量を心がけましょう，

### 6)「まごわやさしい」の食材をとるように心がける

「まごわやさしい」とは，バランスのよい食事をするために取り入れたい和の食材7品目の頭文字をとったものです(表4-1)．これらの品目を日々の献立に取り入れるよう意識するだけで，食生活を改善することができます．

表4-1　「まごわやさしい」の食材（医学博士・吉村裕之氏提唱）

| | 食材 | 含まれる栄養素 |
|---|---|---|
| ま | 豆（大豆，納豆，豆腐，あずき，黒豆など） | たんぱく質，マグネシウム |
| ご | ごま・ナッツ（ごま，アーモンド，くるみなど） | 不飽和脂肪酸，ビタミンE |
| わ | わかめ（わかめ，昆布，海苔など） | ヨード，カルシウム |
| や | 野菜（緑黄色野菜，淡色野菜，根菜類） | βカロチン，ビタミンC |
| さ | 魚（魚介類） | たんぱく質，オメガ3脂肪酸，亜鉛 |
| し | しいたけ（きのこ類） | 多糖類，食物繊維，ビタミンD |
| い | いも（じゃがいも，さつまいも，さといもなど） | 食物繊維，炭水化物，ビタミンC |

## 2　体質・症状に合わせた食養生とアドバイス[1)]

東洋医学が考える栄養は「血」であり，「気」が「血」を身体の隅々まで運んでいます．妊婦さんの身体は普段以上に働き続けているため，特に発生しやすい症状（「証」）があります．

妊婦さんに自分の体質や証を知ってもらうツールの一つに，第3章で紹介した「気血水スコア」（p.31の表3-6参照）があります．このチェックリストを活用して，今の自分の体質や証に合わせた生活・食養生を心がけ，出産までの身体づくりに積極的に取り組んでもらいましょう．

### 1）気虚（ききょ）

〈症状・原因〉

生命エネルギーの量が不足した状態です．赤ちゃんに栄養や元気をあげている妊娠中は気虚になりやすい時期といえます．また，過労や偏食，不摂生，浅い呼吸，食物の消化・吸収・分解がしにくい状態でも，気の産生が障害されて気虚が起こります．

心の不調や不安，気候や環境の悪化，ウイルス感染，けがや手術なども，「気」を消耗する原因となります．いわゆる「気が抜けた」状態であり，気力が出ない，疲れやすい，全身がだるいといった症状が現れます．また，食欲が落ちる，風邪をひきやすくなる，声に力がなくなる，日中うとうとする，物事に驚きやすいなどの症状も気虚タイプの人によくみられる症状です．

〈アドバイス〉

- 「ちょっと疲れたな」と思ったら早めに休養と気分転換をする

〈食養生のポイント〉

- **身体を温め，消化機能を高める食材**：にら，たまねぎ，にんにく，しょうが，シナモンなど
- **その他の食材**：米，栗，大麦，やまいも，じゃがいも，なつめ，きのこ，鶏肉，牛肉，豆腐，小豆，そば，枝豆，とうもろこし，かぼちゃ，にんじん，貝柱，ほうじ茶，麦茶，はと麦茶
- **避けたほうがよい食材**：胃腸を冷やす冷たい飲食物，生もの，味の濃いもの，油っこいもの

### 2)気うつ・気滞（きたい）

〈症状・原因〉

気の巡りが滞り，生命エネルギーの循環が停滞した状態です．ストレス，精神不安，過食，瘀血，打撲などで起こります．

〈アドバイス〉

- 疲れたらすぐ休む
- 人混みや不快な場所にはなるべく行かない
- 邪気を受けたと思ったら，消化のよい温かいものを食べ，お風呂に浸かって汗を出す
- リラックスできる時間をつくる
- 食べすぎ，飲みすぎ，働きすぎないようにする

〈食養生のポイント〉

- **気の流れを整える食材**：セロリ，しそ，春菊など香りのある食材で胃腸を動かす
- **その他の食材**：みょうが，ゆず，大根，ブロッコリー，キャベツ，カリフラワー，パセリ，にら，ジャスミンティー，各種ハーブ

### 3)気逆（きぎゃく）

〈症状・原因〉

気の働きが不安定になり，上のほうに突き上げるのに伴って起きます．気逆タイプの人は，精神的なイライラがある，げっぷやおならが出ると楽になる，発作性に不安感，動悸，嘔気などが生じる，のぼせるといった症状がみられます．

〈アドバイス〉

- イライラの原因をみつけて，気分転換を促す(妊婦さんが不安な様子であれば，話を聞くように努めましょう．肩の荷を下ろすようにマッサージをして，力を抜いてもらうことも効果的です)
- 疲れのために怒りっぽくなっていることを説明する
- 下半身を温め，力強く歩くように勧める

〈食養生のポイント〉

- **気の流れを整える食材**：たまねぎ，三つ葉，しそ，ピーマン，みかん，大根，ねぎ類
- **避けたほうがよい食材**：香辛料(摂りすぎを控えてもらう)

### 4)血虚（けっきょ）

〈症状・原因〉

栄養を供給する血が不足した状態です．皮膚・口唇・爪・毛髪にツヤや輝きがない，頭のふらつきがある，目がかすむなどの症状を訴えます．また，元気を出そうにも出にくい場合もあり，無理に頑張って働いていると肩こりや腰痛，ひどくなると頭痛，めまいなどの症状も出てきます．元気をなくし，食欲が落ちると，気虚と血虚の合併が起こり，進行するとうつ状態になることもあります．

体調が悪かったり，気分が落ち込んでいたりすると，精神的な問題を探しがちですが，身体にも目を向けてください．治すためには，まず食生活を見直す必要があります．

〈アドバイス〉

- 肩こり，腰痛など，現れている症状に対処する
- 消化のよいものをおいしく食べられるような工夫をアドバイスする

〈食養生のポイント〉

- **血を増やし体温を上げる食材・胃腸を改善する食材**：ミネラルを多く含むもの，トマト，クコの実，黒きくらげ，黒ごま，黒豆，黒砂糖，黒米など
- **その他の食材**：ほうれん草，にんじん，豚肉など
- **避けたほうがよい食材**：体を冷やすもの，辛いもの

### 5）瘀血（おけつ）

〈症状・原因〉

血液の流れが悪く，うっ血しやすい状態です．瘀血タイプの人は痛み，しこり，静脈瘤などが現れやすく，妊娠前に月経不順，月経痛を起こしていた人，手術や打撲をしたことがある人，血液の粘度が高い人も瘀血が潜んでいる可能性が大です．

食べすぎは瘀血の原因になります．足や腰の冷えが水滞や瘀血を誘発し，運動不足になるという悪循環に陥ることがあります．また，イライラで気が滞る状態からも起こります．瘀血が気滞を伴って悪循環を繰り返すと浮腫を起こします．

〈アドバイス〉

- 濃い味つけで食べすぎない
- 運動を行い，筋肉を動かすことによって血液循環をよくする
- 腹式呼吸で下腹部の血の流れをよくする
- 冷えないための工夫をする
- イライラしないようにする

〈食養生のポイント〉

- **血の流れをよくする食材**：青魚（さば，いわし），ねぎ類，納豆，酢，シナモン，にんにく，なす，しょうが，にら，ひじき，こんにゃく，昆布茶，紅花
- **避けたほうがよい食材**：脂肪の多い肉，お菓子など甘いもの，味の濃いもの，油っこいもの，渋いもの

### 6）水滞（すいたい）

〈症状・原因〉

水分の代謝がうまくいかず，停滞している状態です．手足や身体が重だるく，身動きしにくい，むくみやすく，胃の中でチャポチャポ音がするなどの訴えがみられます．そのほか，胃もたれなど胃腸の調子が悪い，湿気が高くなると身体の調子が悪くなるといった特徴があります．「湿」（水の流れが停滞している状態）が過剰になると，浮腫，アトピー性皮膚炎などの皮膚病，アレルギー性鼻炎が起こりやすくなります．

〈アドバイス〉

- 運動で気血の流れをつくる

- 湿気のある場所や寒い場所に長時間いない
- 食べすぎ，飲みすぎに気をつける

〈食養生のポイント〉
- 水をガブ飲みしないなど水分の摂取方法に気を配る
- **水の流れをよくする食材**：しょうが，こしょう，山椒
- **避けたほうがよい食材**：味の濃いもの，油っこいもの，身体を冷やすもの，コーヒー，白糖，酢，刺身，果物，アイスクリーム，チョコレート

‖ **Column ②** ‖ **陽虚と陰虚**

第２章で解説したとおり，東洋医学では，証(体質や症状，病態)をみる際に身体を「陰陽」「虚実」に分けてとらえる考え方があります．「陰虚」は陰の機能が低下した状態で，相対的に陰より陽の機能が旺盛になるため，ほてりや微熱，赤ら顔，のぼせが出るタイプです．一方，「陽虚」は陽の機能が低下した状態であり，陽より陰の機能が旺盛になり，むくみや冷え，血行不良が起こりやすいタイプです．

陰陽は増減を繰り返しながら互いに制約しあい，かかわりあっています．症状が偏りすぎないうちに，陰陽のバランスや，症状に合わせた食材を摂るとよいでしょう．

- **陽虚タイプの人が避けたほうがよい食材**：身体を冷やすもの，生もの
- **陰虚タイプの人が避けたほうがよい食材**：辛いもの，芳香性が強いもの

漢方薬は症状に合わせて複数の生薬を配合して処方しますが，食材も１つの食材だけを偏って摂るのではなく，組み合わせて摂ることが大切です[1]．

## 自然治癒力を高めるセルフケア

### 1 丹田呼吸法・経絡法

第2章で述べたように，私たちの身体は，「天の気」を呼吸として取り入れ，食事として「地の気」をいただき，生かされています(p.10，11参照)．このようなイメージをもって，お腹に意識を向けて，ゆったりと空気が入っていくように，お腹をなでながら深呼吸します．

緊張やストレスを感じたら，深呼吸をして肩の力を抜き，就寝前には腹式呼吸を何度か繰り返してみましょう．リラックスできるように呼吸法を繰り返すことも効果的です．妊婦さんにおすすめしたい丹田呼吸法と経絡法を紹介します(図4-1，2)．

息を十分吐ききると，新鮮な酸素をたくさん取り込めます．丹田呼吸法を繰り返すことで身体の隅々まで血行がよくなり，気力が充実してきます．リラックスした自分の身体を感じてみましょう．

丹田呼吸法で身体の中から活性化したら，お腹の赤ちゃんに元気をあげ，対話する経絡法を行います．経絡法は，経絡に沿って身体をなでていくことによって，経絡を流れる気を整える方法です．

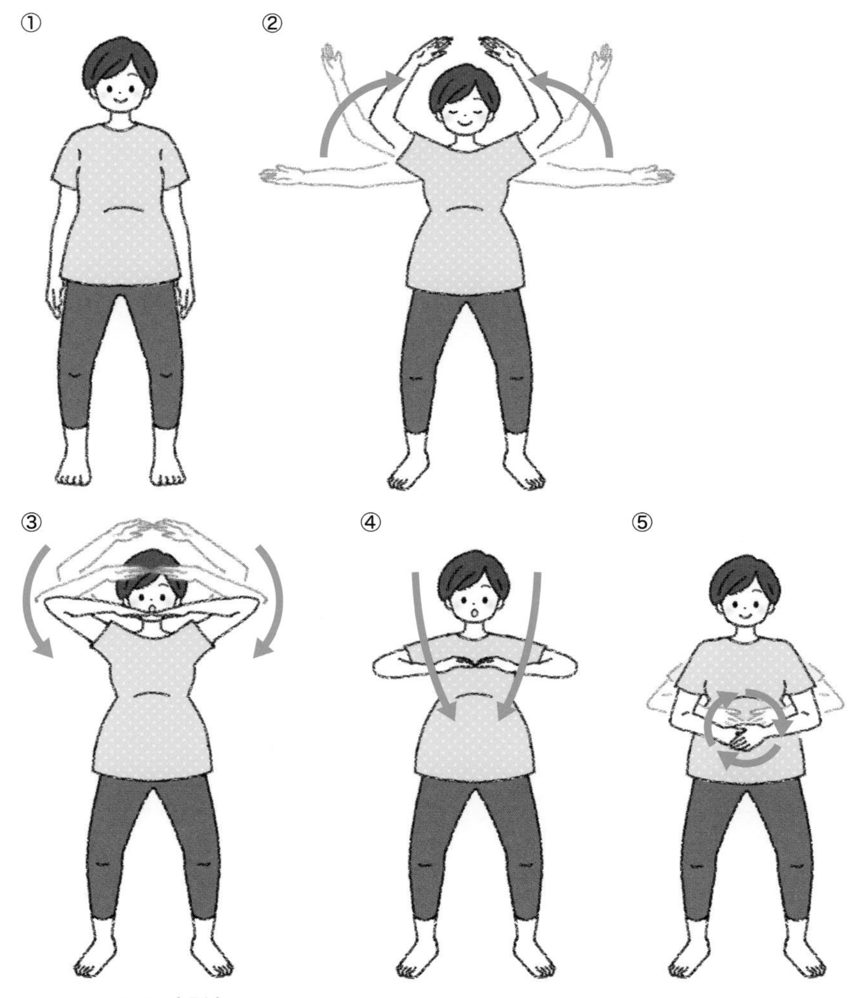


図4-1　**丹田呼吸法**

①肩幅程度に両足を広げる．肩の力を抜き，顎を引いて，膝を緩め，背中を伸ばしてまっすぐに立ち，お腹を突き出さないように注意する．
②①の姿勢で息を吐ききった後，天の気をお腹に集めるように，鼻からゆっくりと大きく息を吸いながら腕を上げる．
③顔の前を通るように両手をゆっくりと下げながら息を吐く．
④丹田（おへその少し下）の息を吐ききって一呼吸する．下腹に気力を充実させる．
＊①～④を３回繰り返して行う．
⑤最後に，お腹の赤ちゃんを思いながら，手を重ねてゆっくりお腹をなでる．

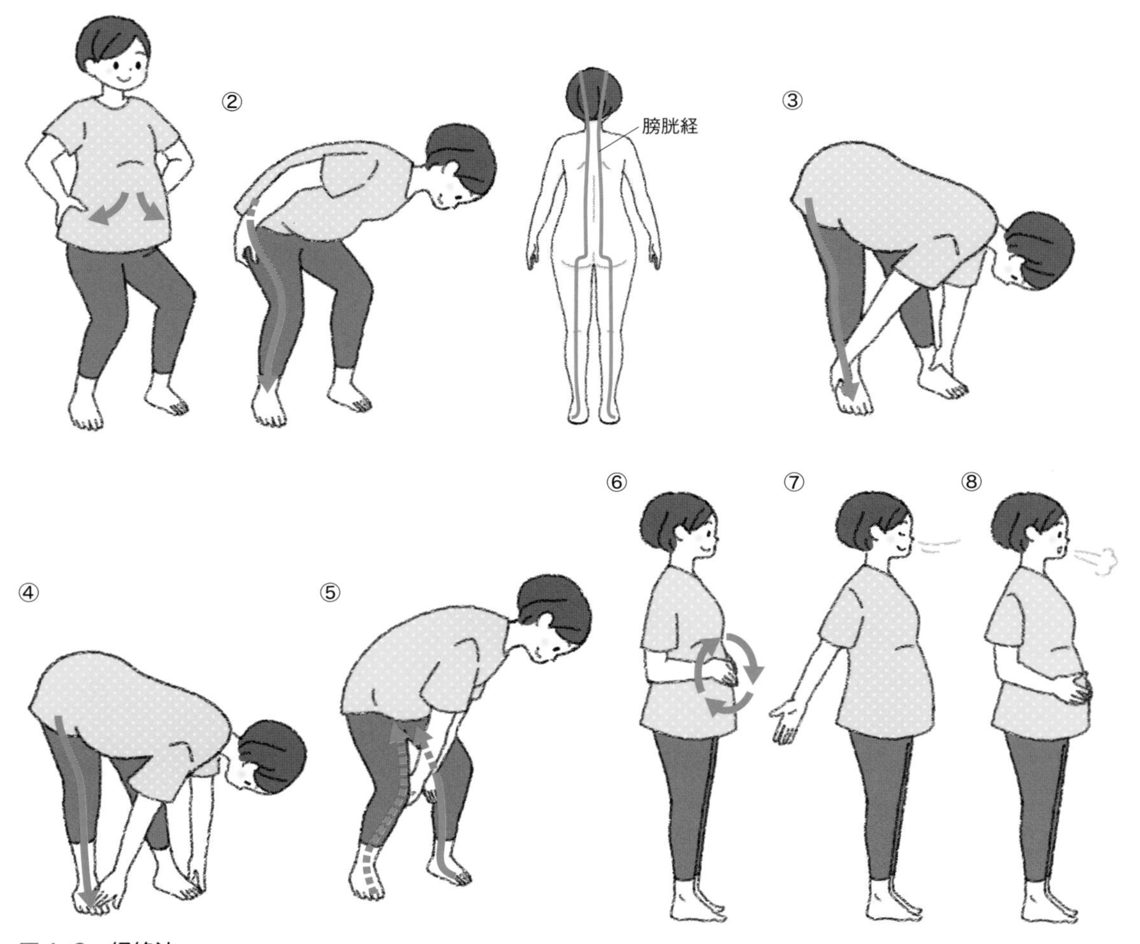


**図4-2　経絡法**

①お腹から腰（ウエスト）に手を回す．
②膀胱経に沿って足の外側を手でなで下げていく．
③かかとからつま先のほうへゆっくりと手でなでていく．
④手でつま先に触れる．
⑤つま先から足の三陰経（p.9 の図 2–7）をなで上げる．
⑥お腹に手をおき，一呼吸した後，お腹の上でぐるぐると手を３回ほど回す．
⑦腰のあたりで手を広げて息を吸う．
⑧手を大きく回して，おへそのあたり（丹田）に手をおき，息を吐く．

## 2 肩・背中のタッチング(図4-3)

２人１組になって，１人が相手の背中に手を当てて優しくなでるタッチングです．身体を硬くしていると肩に力が入り，背中がこり固まってしまいますが，そのことに本人は気づいていないことがあります．タッチングによって相手の手が背中に触れることで，こりや緊張を自覚することができます．

①まず，肩をめいっぱい上げてからストンと落とし，肩の力を抜きます(図4-3-①)．ゆっくり呼吸してもらいましょう．

②お互いに挨拶し，１人は相手の後ろに立ちます．後ろに立った人は，自分の手をこすって温めます．温まったら，「始めます」と声をかけて，相手の肩に温かい手を優しく置きます．
手をぴったりと相手の身体に密着させて，肩から手首までゆっくりなでおろします(図4-3-②)．こ

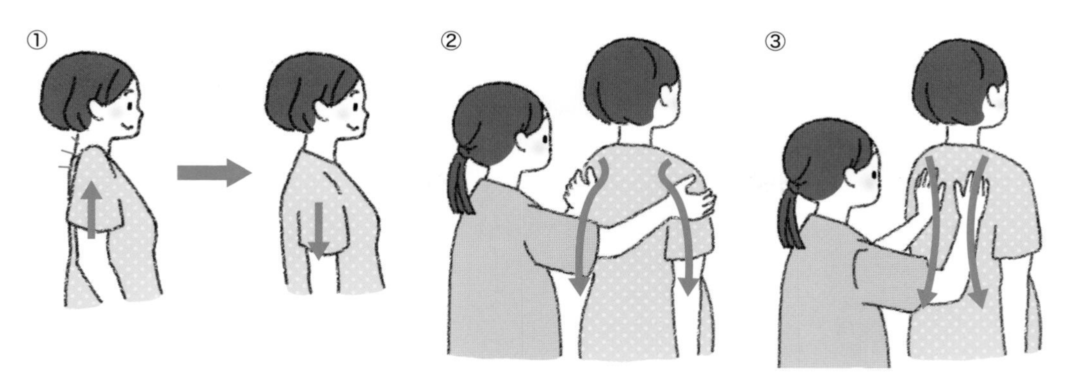


**図4-3　肩・背中のタッチング**
①肩をめいっぱい上げてからストンと落とし，肩の力を抜く．
②手を相手の身体にしっかりと密着させて，肩から手首までゆっくりなでおろす．
③手を相手の身体にしっかり密着させて，肩から腰まで，背中をゆっくりとなでおろす．

れを5回繰り返します．自分の手の温かさを届けるように，ゆっくり触れて，相手の身体や心のこわばりを溶かすようになでます．

③次に，②と同様に手をぴったりと相手の身体に密着させて，肩から腰まで背中をなでおろします（図4-3-③）．これを5回繰り返します．

触れてもらう人は，自分の肩に力が入っていないか，背中にこわばりがないか，感じてみましょう．肩肘張って生きている自分を感じ，触れてもらいながら肩の荷を下ろしましょう．終了後は，なでてくれた相手への感謝の思いや，気持ちよさを声に出して伝えます．相手が「気持ちよかった」と伝えてくれると，行っている人もうれしくなります．

## 3　つぼ指圧・マッサージ

妊婦さんにおすすめのセルフケア方法の一つとして，つぼ指圧・マッサージを紹介します．皮膚の表面から刺激を加えることで，妊婦さんに内在している「自然治癒力」を高めます．

### 1）つぼ指圧・マッサージとは

第2章で解説したとおり，東洋医学では「気・血・水」が身体の隅々まで流れ，身体の健康を維持していると考えています．この流れが悪くなったり，滞ったりすると病気や体調不良が生じるというわけです．

気血水の流れるルートである経絡の上には，特定の反応点である「経穴」，つまり「つぼ」があります（p.5参照）．世界保健機関（WHO）で認定されているつぼは全身に361穴もあります．東洋医学では，身体の表面と内臓は経絡でつながっていると考えており，内臓の病気や不調は，体表のつぼに異常な反応として表れます．そこで，つぼに指圧やお灸で刺激を与えて経絡の変調を整え，内臓の病気や心身の不調の改善を図っていきます．つぼを用いる鍼灸療法は，「体性-内臓（自律神経）反射」といわれるそれらの現象を経験的に活用した治療法です．つぼへの刺激によって自律神経のバランスを整え，内臓の機能を改善することで自然治癒力を高めることが期待できます．

「皮膚は身体の鏡」といわれるように，皮膚には身体の栄養状態，生活習慣，精神状態，自律神経症

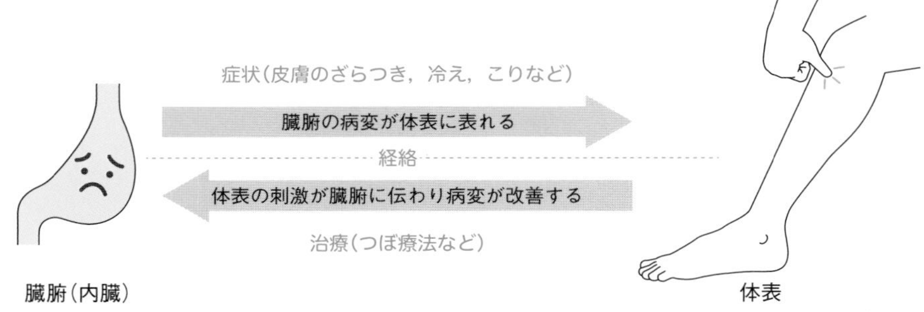


**図4-4　内臓と経絡(つぼ)の関係**
内臓の不調が経絡に沿って体表（皮膚）に表れる．つぼは不調などの反応が特に表れやすく，刺激が内臓に伝わりやすい場所と考えられている．
指圧やお灸で症状に合わせたつぼに刺激を与えることによって経絡の変調を整え，内臓の異常を整える．

状，内臓機能の状態が表れます(図4-4)．指圧やお灸などのつぼ療法では，つぼへの刺激とともに，経絡上の反応と経穴の反応をみるために皮膚を見て，触れて，感じるように観察します．

### 2)つぼ指圧・マッサージの効果

つぼ療法にはリラックス効果，自律神経機能調整効果，循環改善効果，鎮痛効果，生体防御効果など，さまざまな効果があります．痛みや麻痺，呼吸，消化，泌尿器系などの自律神経が関係する機能にも働きかけ，筋肉の緊張緩和を促し，自然治癒力を高めます．また，妊産婦さんへのつぼ刺激は，分娩所要時間の短縮，陣痛・後陣痛の緩和，胎盤娩出の促進などにつながるとされています(Evidence ②)．

どこのつぼを押してもよいのですが，身体の状態や症状に合わせて刺激する部位を選ぶことで，より効率的に効果を発揮します．妊婦さんの症状・目的別のつぼ療法については第5章で詳しく解説します．

### 3)つぼ刺激の方法

病気や体調不良は，皮膚のざらつき，くぼみ，湿り気，こり，冷えとなってつぼ上に表れます．身体の表面に触れて，心地よさやこりを感じる点を刺激するのがつぼ療法です．つぼの位置が正確にわからなくても，こりや気持ちよさを感じる部分を優しくマッサージするだけで効果が得られます．

つぼ刺激の頻度や強さ，時間は妊婦さんの身体の状態に合わせて行います．身体機能が減退している

**‖ Evidence ② ‖　三陰交への指圧が分娩所要時間に及ぼす効果**

子宮口開大4 cm以上で，10分間に2回以上の子宮収縮のある初経産婦を対象に，①20分間の三陰交(p.96の20)の指圧を行う群，②弱い力で触れるプラセボ群，③介入なし群に分け，分娩所要時間を測定した．その結果，①指圧群221.5分(SD 162.4)，②プラセボ群397.9分(SD 265.6)，③介入なし群381.9分(SD 358.3)であり，指圧群はプラセボ群，介入なし群と比べて，有意に分娩所要時間が短かった(プラセボ群：p＝0.009，介入なし群：p＝0.004)．

(Mafetoni RR, et al：Effects of acupressure on progress of labor and cesarean section rate: randomized clinical trial. Rev Saude Publica, 49：9　doi: 10.1590/S0034-8910.2015049005407 2015, 2015.)

場合は，機能回復を目的にごく弱い刺激で行います．筋肉痛や神経痛などに対しては鎮静効果を目的に比較的強い刺激で行います．しかし，筋肉は強く揉みほぐそうとすると逆に硬くなってしまうため，強くなりすぎないように注意しましょう．

妊婦さんのセルフケアでは，皮膚を痛めない程度に押したり揉んだりして自分が気持ちよいと感じる強さがベストです．1日1～2回，1回3～5分程度で十分です．

**つぼ刺激の方法❶　指圧**

指先をつぼにあてて，一定の圧を加えることによって刺激する方法です．慢性的な不快症状に有効です．痛みを感じるほど強く押すほうが効くと思っている人がいますが，痛みは身体を緊張させるため，気持ちのよい程度の刺激に留めることが原則です．不快感があるときは中止します．

- 1，2，3で押して，4，5，6でゆっくり離す．1回あたり5～6秒間を目安に行う．
- 押す力は，気持ちよいと感じる程度でよく（目安：200 g～2 kg），1か所あたり5～10回程度押す．
- リズミカルに一定の圧で刺激する．

**つぼ刺激の方法❷　マッサージ**

広範囲に刺激を与えたいときに，手のひら全体で軽くさすったり，なでたりする方法です．

- 内股などは，手のひらと手首に近い部分で押し揉むようにマッサージする．
- 手足の指先をマッサージする場合は，親指と人差し指でなでるようにして行う．
- 手をしっかりと身体に密着させて行うと，気持ちよく感じる．

### 4）つぼ指圧・マッサージの禁忌

以下のような場合は，指圧やマッサージをしてはいけません．

- 高熱がある（38℃以上）
- 出血性の病気がある
- 日内変動の激しい高血圧がある，急激な血圧上昇がみられる
- 身体が疲れて衰弱している（刺激を感じなくなっている場合がある）

また，指圧やマッサージをやりすぎると逆効果になる場合があるので注意しましょう．体調不良で，セルフケアを行っても効果がみられない場合は，中止して医療機関の受診を勧めましょう．

## 4 温熱療法

温熱療法は，つぼ療法と同じく，体表の刺激によって自然治癒力を高め，身体を温めて調子を整えます．温熱療法もやりすぎると逆効果になるため注意しましょう．

**温熱療法❶　足湯**

足湯は身体全体の調子を整えるのに最適な方法です．

①バケツなど深めの容器に，ふくらはぎあたりまでが浸かる量の湯を入れる．湯温は少し熱めに感じる程度（42℃前後）に調節し，湯に少量の塩や入浴剤を入れるとさらに血液循環がよくなる．

②つま先が温かく感じ，汗がにじむ程度の時間（約10～20分），足を湯に浸ける．やけどに注意し，湯が冷めないように差し湯をしながら行う．

③足湯後は，効果を高めるために足の裏やふくらはぎを揉みほぐすマッサージを行う．

**温熱療法❷** **腰湯(半身浴)**

腰湯はリラックスや身体の活性化を目的に行います．新陳代謝を高め，身体も気分もすっきりします．

①リラックス目的の場合は37～39℃，身体の活性化を目的とする場合は少し熱め(40～42℃)の湯を浴槽に入れる．

②おへその下まで湯に浸かり，上半身や手は湯に浸さないようにする．湯に入る前に上半身にかけ湯をすると冷えやすいため，バスタオルやTシャツで肩を覆うとよい．

③体調に合わせて，10～20分以内を目安に汗が出るまで浸かる．リラックス目的の場合はゆっくりと入り，身体の活性化を目的とする場合は短時間とする．

④湯から出た後は，冷たくない飲み物で水分補給する．

**温熱療法❸** **カイロ**

貼るタイプや携帯用カイロは手軽で便利です．お腹や腰の冷えだけでなく，肩こりや風邪のとき，夏場でも局所を温めることができます．低温やけどに注意しましょう．

## 5 お灸

### 1)お灸とは

お灸とは，「よもぎ」の葉で作られた「もぐさ」をつぼに置いて燃やし，もぐさの温熱刺激で体調を整える治療法です．よもぎは虫除けや入浴剤としても使用される身近な薬草で，お灸は昔からセルフケアの一つとして行われてきました．指圧やマッサージは押すことによってつぼを刺激するのに対し，お灸は「熱」によってつぼを刺激します．

お灸は鍼灸院でしか行えないものではありません．もぐさやさまざまなお灸用品は漢方薬局やドラッグストア，インターネットで購入でき，誰でも手軽に，安全に行うことができます．お灸にはさまざまな方法があり，使いやすさや好みに合わせて選びます．

- **直接灸**：肌に直接もぐさをのせて，線香で火をつけるお灸です．直接灸に使用するもぐさは質のよいものを選びましょう．
- **間接灸(台座灸)**：台座などの上にもぐさをのせたお灸です．しょうがやにんにくのスライスを台座にしてその上にもぐさをのせる方法もあります．

そのほか，棒状のお灸に火をつけてつぼにかざす「棒状灸」や，もぐさを入れた温灸器から出る熱でつぼを温める「温灸」などもあります．

お灸には煙やにおいがありますが，たばこの煙と違い，有害物質は含まれていません．しかし，ものが燃えるときに発生する燃焼物質はお灸の煙にも含まれるため，煙を吸いすぎないようにしましょう．今では煙の出ないお灸やさまざまな香りのお灸も市販されています．

### 2)お灸の効果

妊娠中は胎児への影響を考慮して服薬を極力控えるため，薬を使わず自然治癒力を引き出すことで症状の改善を図るお灸は，マイナートラブルの改善に安全かつ有益と考えられます(Evidence ③，④参照)．

昭和のはじめごろまでは，妊婦さんへの三陰交(p.96の⑳)のお灸や鍼は流産の危険があるといわれていました．しかし昭和20年代に産婦人科医の石野信安医師が，三陰交へのお灸が妊婦さんとお腹の赤

## ‖ Evidence ③ ‖ 妊娠中の三陰交へのお灸の効果

三陰交(p.96の20)は，生殖器，泌尿器，消化器，水分代謝，全身のエネルギー，血の巡りに関係する足の3つの陰の経絡が交わった点にあるつぼで，「女性の養生穴」としても知られている．三陰交へのお灸は，高齢出産や初産婦に特に勧められる．

効果としては，分娩所要時間が短くなる，分娩に伴う出血量が少なくなることなどがあげられる．また，妊婦さんに対する効果のみならず，生まれてくる児の胃腸が丈夫になる，リズム感が発達し，身体が敏捷に動くといった効果もあるといわれている．お灸による刺激が，血中の赤血球や白血球，免疫の役割を担う物質の生成を盛んにし，それが妊婦と児の健康に貢献しているとされる．

筆者らの研究では，三陰交に施灸した妊婦(施灸群)と対照群(非施灸群)を比較すると，施灸群のほうが初産婦，経産婦ともに分娩所要時間が短く，出血量も少ない傾向があった．また，会陰裂傷についても，施灸群のほうが少ない傾向がみられた(図4-5)．

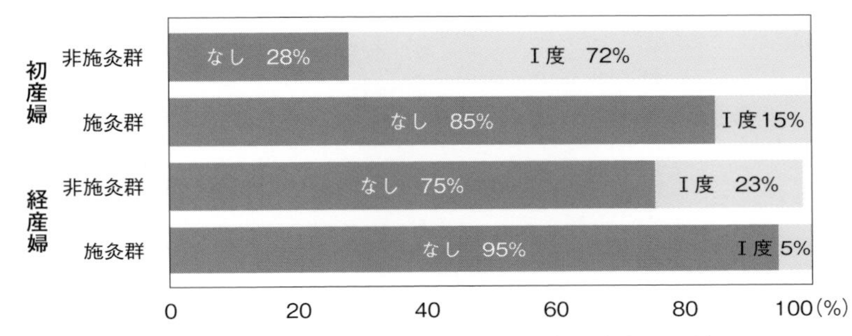


図4-5　初産婦・経産婦への施灸の有無による会陰裂傷発生率の比較

I度：会陰裂傷I度．会陰の皮膚および腟壁粘膜の損傷．

（辻内敬子，他：安全な分娩を目的とした三陰交施灸の効果．母性衛生，43（1）：148-155，2002．）

## ‖ Evidence ④ ‖ 施灸が妊婦の陣痛促進および児の健康に及ぼす効果

骨盤位の妊婦を対象に，妊娠33～35週に骨盤位が矯正されるまで1日2回，片足15分ずつ棒状灸を至陰(p.96の27)に行い，施灸なしの対照群と比較した研究では，表4-2に示すとおり，施灸群のほうが陣痛促進剤の投与数が少なく，施灸による陣痛促進効果を示唆している．

また，施灸群・対照群の新生児のアプガースコア(5分値)の比較では，施灸群の妊婦から出生した児においてアプガースコア7点以下の児が0例であったのに対し，対照群(施灸なしで骨盤位が治った妊婦)の児では，アプガースコア7点以下は7例であった．この結果から，施灸は児の健康にもよい影響を与えたと考えられる．

表4-2　骨盤位の妊婦に対する灸療法の効果

| | 陣痛促進剤投与 | 吸引分娩 | 鉗子分娩 |
|---|---|---|---|
| 施灸群（n＝81） | 7例（8.6%） | 2例 | 1例 |
| 対照群（n＝80） | 25例（31.3%） | 2例 | 3例 |

(Cardini F，et al：殿位矯正に対する灸の効果 ランダム化比較試験．JAMA日本語版，pp.1000-1006，1999年7月．をもとに作成)

表4-3　妊婦さんがお灸を行う場合のポイントと注意点

- お灸は安定期に入った妊娠16週以降に行うとよいでしょう．
- お灸は気持ちがゆったりとしていて余裕があるときに行うとよいでしょう．
- 食前食後はお腹の赤ちゃんがよく動きます．お腹が苦しくなるのを防ぐためにも，食事の前後すぐの施灸は避けましょう．
- 入浴前後すぐにお灸を行うとのぼせる場合があるため，避けたほうがよいでしょう．
- 初心者の方には，燃焼しているもぐさが肌に直接触れず手軽にできる間接灸がおすすめです．
- やけどに注意しましょう．間接灸は火をつけてからつぼに貼りつけるとやけどをしにくいです．
- 間接灸は熱いと感じたら我慢せず外しましょう．短時間でも十分効果があります．
- 皮膚に水滴が残っている状態で施灸すると水ぶくれになりやすいので，よく拭いてから行いましょう．
- 熱さを感じたり，水ぶくれになったりしたときには，すぐに水で冷やしましょう．
- 足のむくみがある妊婦さんは，お灸の熱さを感じにくく，水ぶくれが起きやすいので注意しましょう．
- もし，水ぶくれややけどができた場合には，2週間程度でかさぶたとなり，はがれます．かさぶたができるまでその部位への施灸は控えましょう．やけどをしていない部位へのお灸は継続してよいでしょう．かさぶたの上からお灸をすると皮膚も早くきれいになります．
- お灸を続けている妊婦さんは，陣痛が始まってから分娩までの時間が予想よりも短くなる場合があるので，あらかじめ医療者に話しておきましょう．

ちゃんに優れた効果を発揮することを学会で発表して以降，妊娠中の鍼灸治療が見直されるようになりました．また，WHOも分娩時の鍼治療の有用性を認めています．以前は妊婦さんに禁忌とされていた合谷，三陰交，肩井，石門をはじめとする下腹部への刺鍼も，深刺を避け，妊婦以外の患者に対する治療と同様の安全管理を心がけていれば基本的には問題ないとされています[2)]．

### 3) お灸の方法

妊婦さんがお灸を自宅で行う場合には，まず自分のつぼの位置や施灸の方法について鍼灸師に相談しましょう．妊婦さんがお灸を行う際のポイントと注意点を表4-3に示します．

### 4) お灸の副作用と注意点

不潔操作や不注意，本人の体質，疾病などによって灸痕の化膿が起こることがあります．また，施灸直後や翌日に倦怠感などを感じる「灸あたり」を起こす場合があります．症状が軽快するときや灸をすえすぎた場合などに起こります．このようなときはしばらく安静にしましょう．数時間で消失します．

持病のある人は施灸に注意が必要な場合があります．たとえば，重度の糖尿病のある人は，水ぶくれになると治りにくく化膿しやすいため，水ぶくれをつくらないように注意します．また，血圧の日内変動の激しい高血圧の人，急激な血圧上昇がみられる人も注意が必要です．ステロイド服用者，全身状態が不良，皮膚疾患やケロイド体質の人などは必ず主治医に相談し，鍼灸師から適切な方法やつぼ処方についての説明を受けてから行いましょう．

#### 参考文献

1) 山崎郁子編：中医営養学．改訂増補版，第一出版，1995．
2) 形井秀一，他：産婦人科領域における鍼灸の安全性．全日本鍼灸学会雑誌，51 (1)：64-68，2001．

# 妊産婦さんのトラブル・症状別ケア

妊婦さんは，自分の心身と向き合い，セルフケアの方法を身につけることが必要です．自分の状態を観察し，日々のケアを行っていくことが，安全で快適な出産につながります．

本章では，マイナートラブル（妊娠による身体の変化に伴って起こる不快症状）の改善や陣痛緩和・分娩促進などに効果的な養生・ケアを紹介します．妊婦さんには，「何か変だな」と感じる感覚を大切にして，無理せず過ごしてもらうようにしましょう．

＊本章内の「セルフケアにおすすめのつぼ」の丸数字はp.96～97の「本書で紹介した つぼ一覧」と対応しています．

## 消化器系の症状

### 1 つわり（嘔気・悪心・胸やけなど）

#### 1）症状・原因

つわりは，妊娠初期に起こる悪心や嘔吐，食欲不振，嗜好の変化，胃の不快感や痛みなどの症状です．ホルモンバランスの変化や胃酸の増加，精神的要因などが原因と考えられていますが，明確な原因は不明とされています．また，妊娠後期にも，つわりとよく似た症状がみられることがあります．

妊娠すると，お腹の赤ちゃんを養うために普段以上に消化器系が働きます．そのため，胃の気の流れが低下し，普段どおりの働きができなくなります．胃が弱い妊婦さんは嘔吐や吐き気が現れやすいといったように，妊娠前から胃腸障害や肝機能障害，自律神経系の機能の低下があると，つわりが悪化しやすい傾向があります．

また，胸やけは，胃の働きが低下しているのに胃液の分泌は多くなっていることから生じるとされています．東洋医学では，脾・胃の機能の低下により水液が停滞し，消化能力が低下することによって胸やけが起きると考えます．

つわりの症状は多岐にわたるため，つわり指数（Emesis Index score；EIスコア，**表5-1**）などで毎日セルフチェックすることで，症状や身体の変化を知ることができます．つわり症状としてよくみられる「唾液分泌の増加」についてはp.71で，「めまい・立ちくらみ」についてはp.64～で解説します．

表5-1　つわりの症状チェック表

| 症状 | 自覚の程度 |
|---|---|
| 悪心 | □なし　□1日1～4回　□1日5～10回　□常にある |
| 嘔吐 | □なし　□1日1回　□1日2～3回　□1日4回以上 |
| 食欲不振 | □なし　□7割食べられる　□6～3割　□2割以内（ほとんど食べられない） |
| 唾液分泌 | □なし　□軽く増えた　□多いが辛抱できる　□大変多くて苦しい |
| 口渇 | □なし　□軽く増えた　□多いが辛抱できる　□大変多くて苦しい |

5つの症状について，自覚の程度に該当するところをチェックする.

（橋本正淑，他：妊娠初期の管理―つわり，妊娠悪阻の管理．産婦人科の実際，24（臨時増刊）：789-796，1975．をもとに作表）

#### 2)養生・セルフケア

- **冷たいものは少しずつ摂取する**：妊娠中は冷たいものを口にしたくなりますが，冷飲は胃の働きをさらに低下させます．水分摂取は重要ですが，冷たいものしか受けつけないときには，ちびちびと少しずつ摂るようにします.
- **夕食は就寝2時間前までに摂取する**：夕食後につわり症状が悪化しやすくなる一因は，一日の身体の疲れが消化能力に影響しているためと考えられます．胃腸への負担を軽減するためにも，夕食はカロリーが少なめで消化吸収しやすいものを，遅くとも就寝2時間前までに摂取するとよいでしょう.
- **起床時に糖質を摂取する**：朝は空腹により悪心・吐き気などの症状が現れやすいため，起床時におにぎりなどで糖質を少し摂ってから活動すると改善する場合があります.
- **ストレスをためない**

#### 3)セルフケアにおすすめのつぼ

つわりはさまざまな症状が混ざっているため，つぼ療法も1か所を1回押すだけではなかなか効果が得られません．症状に合わせたつぼ療法を毎日続けることで累積効果が生まれます(Evidence ⑤，図5-1).

- **つわり症状の緩和**：内関 11
- **不安，緊張，ストレスの緩和**：内関 11，百会 1
- **胃腸虚弱，胃の疲れの緩和**：足三里 16，太白 23
- **胸やけの緩和**：膻中 3，内関 11，足三里 16

胸やけには，胸骨のマッサージや胃経のすりすりマッサージ(図5-2)も効果的です.

## 2　下腹部痛・お腹の張り

#### 1)症状・原因

下腹部痛の原因はさまざまです．妊娠期には，生理的な子宮収縮による痛み，子宮を支える円靭帯(えんじんたい)(円索)が引っ張られることによって起きる牽引痛，腹筋や骨盤支持組織の低下による痛み，冷飲料の摂りすぎ，便秘による腹痛などが多くみられます．また，腰痛から腹痛が起こることもあります.

## ‖ Evidence ⑤ ‖　つわり症状に対する内関への指圧の効果

吐き気症状のある妊婦を，内関指圧群（内関11を指圧）と偽経穴指圧群（偽の経穴を指圧）に分け，1日4回，1回10分間，1週間にわたり指圧したところ，内関指圧群で有意に吐き気の改善がみられた（図5-1）．

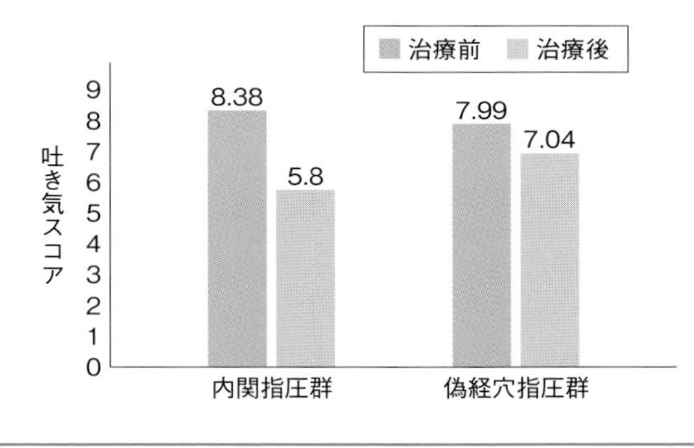


**図5-1　内関指圧群と偽経穴指圧群の治療前後の吐き気スコア点数**

（Belluomini J, et al：Acupressure for nausea and vomiting of pregnancy：a randomized, blinded study. Obstet Gynecol, 84（2）：245-248, 1994.）

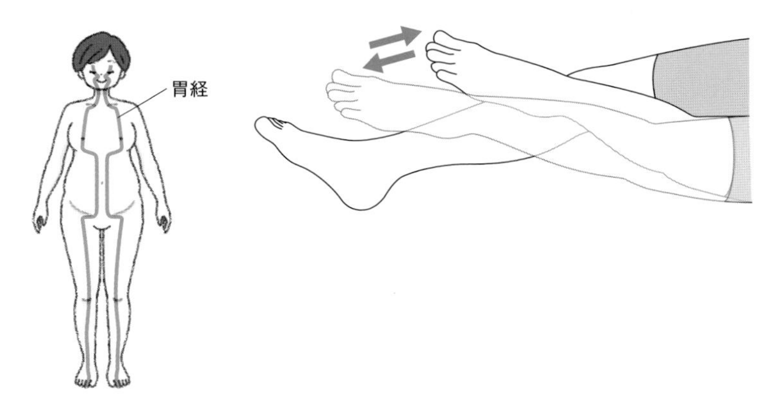


**図5-2　胃経のすりすりマッサージ**

胃にかかわる症状の治療に用いられる胃経が通る足のすねを，反対側の足の外くるぶしで上下に擦る．

東洋医学では，妊婦さんは血をたくさん必要とするため血の病変が出現しやすいと考えます．下腹部痛や張り感には，血の流れが滞っている「瘀血」（p.39）が関係している場合があります．瘀血になると，冷えや腹部膨満感，ガス腹などの症状も出現します．もともと瘀血状態だった人が妊娠すると，下腹部に圧痛を感じる場合があります．

また，妊娠に伴う気・血の変調により水の代謝も滞り，「水滞」（p.39）が起こりやすくなります．水滞は体質的な傾向ですが，腹部下垂感や張り感として，あるいは冷えや倦怠感，頻尿・膀胱炎などの症状として現れる場合があります．さらに，腎の気の消耗により下腹部をしっかりと支える力が低下した場合にも，下腹部下垂や腹部の張りが現れます．

お腹の張りは妊婦さんが自覚できる重要な症状です．お腹に手を添えて，張り具合や皮膚の硬さを確認しましょう．

なお，高熱を伴う腹痛や下腹部の激しい痛みは，虫垂炎や腸閉塞など内科的疾患のおそれがあるため，医療機関の受診を勧めます．

### 2)養生・セルフケア

- **シムスの体位をとる**：張りを感じたら，身体の左側を下にするシムスの体位をとり，張りが治まるか，胎動はあるか，様子をみましょう．
- **腹部にかかる負担を減らす**：ベルトやさらしでお腹を支え，腹部にかかる負担を減らします．
- **適度な運動をする**：便秘・下痢を解消し，スムーズな排便を促しましょう．
- **無理に動かない**：下腹部の痛みがあるときは横になって休憩をとり，冷えを伴う場合は，腰や腹部，下肢を温罨法(カイロなど)や足湯で温めましょう．
- **冷飲食や過食を控える**

### 3)セルフケアにおすすめのつぼ

- **下腹部痛・お腹の張りの緩和**：湧泉 28，三陰交 20，至陰 27，築賓 19

## 3 便秘

### 1)症状・原因

妊娠中は，子宮による腸管の圧迫や性ステロイドホルモンの影響で，腸管の蠕動運動が低下します．また，痔疾患で排便を我慢することも便秘の原因になります．

妊娠期は腎の気，脾・胃の気を高め，腸の押し出す力をアップさせることが大切です．疲労は腎の気を消耗し，排便力も低下させ，便秘になりがちです．反対に，妊娠中の過度の安静も便秘につながります．

### 2)養生・セルフケア

- **規則正しい生活を心がける**：朝や夜の生活リズムを整えることで，排便リズムをつくりましょう．
- **適度な運動をする**：妊婦体操，散歩，水泳などがおすすめです．
- **腹筋を鍛える**：排便力(腹圧)を高めます．
- **食物繊維の多い食品を摂取する**：海草，こんにゃく，根菜類，豆類，きのこ類などを摂取しましょう．
- **ストレスを緩和する**：ストレスによる自律神経の乱れも便秘の原因となります．
- **水分摂取を心がける**：水分不足になると，便が硬くなります．
- **便秘薬を服用する**：便秘を悪化させないために，上手に利用しましょう．

### 3)セルフケアにおすすめのつぼ

便秘改善効果のあるつぼはいくつかありますが(**Evidence** ⑥，図5-3)，手首にある神門，ふくらはぎにある承山は自分で刺激しやすく，おすすめです．

- **便秘の改善**：神門 12，承山 50，天枢 7

## 4 下痢

### 1)症状・原因

暴飲暴食や食事の偏り，不規則な食生活，ストレス，冷えなどが下痢の原因となります．東洋医学における下痢の治療は，消化吸収に関係する臓腑である「脾」と「胃」を整えることが基本になります．食物

**‖ Evidence ⑥ ‖　便秘傾向のある入院妊婦に対するつぼ療法の効果**

切迫早産で入院した妊婦は要安静であり，排便によるいきみが制限されるため，緩下剤による処方が一般的に行われている．そこで緩下剤を1日3回内服し，日本語版便秘評価尺度(CAS ver.2)で便秘傾向ありと診断された5点以上の入院妊婦10名を対象に，1週間1日3回，各回1分間，神門 12 と陽谷 45 へのつぼ刺激を，妊婦が「心地よい」と感じる程度で継続して行った結果，CASスコアの改善がみられた(図5-3)．

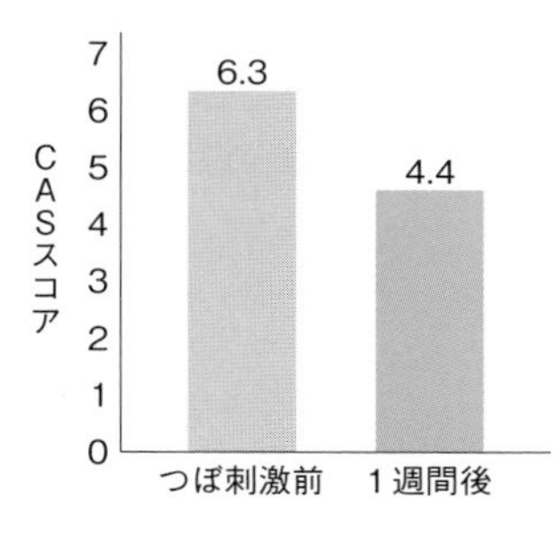


**図5-3　入院妊婦へのつぼ刺激によるCASスコアの変化**
〔耕　麻記，井澤理恵，松崎由美，飯島さく子，辻内敬子：入院妊婦の排便状態へのセルフケアによるつぼ刺激の効果（日本語版便秘評価尺度CAS）ver.2．日本母性衛生学会，2004.〕

は胃に入り，消化され，その後，腸に送られます．一方，脾は大事な栄養を全身に運ぶ働きがあるためです．また，大腸経や小腸経*1を整えることにより下痢症状の改善を図ります．

## 2)養生・セルフケア

- **食物繊維を摂りすぎない**：果物(特に栗，バナナなど)，野菜(特にいも，かぼちゃなど)，豆類，海草，きのこ類，こんにゃくなど．
- **刺激物を控える**：香辛料，コーヒー，炭酸飲料類，にんにく，辛いものなどは胃腸を刺激し，働きを活発化させ，下痢を助長します．
- **冷たいものを控える**
- **ゆっくりよく噛んで食べる**
- **アレルギーの起きやすい食品を避ける**：牛乳・乳製品，卵，魚介類などのアレルギーがないかをチェックしてみましょう．特に牛乳は，乳糖不耐症により下痢を起こしている場合があります．
- **下痢を起こしたら，栄養と水分を十分に補う**：必要なたんぱく質やビタミン，ミネラル，エネルギー，下痢で失われた水分を補いましょう．
- **お腹を温める**：寒い日や冷房の効いた室内では腹巻をしたり，腹部や腰にカイロを貼るなどして温めましょう．

## 3)セルフケアにおすすめのつぼ

- **下痢の改善**：足三里 16，合谷 46

---

*1：大腸経(手陽明大腸経)，小腸経(手太陽小腸経)はともに正経十二経脈に属し，大腸経は手の人差し指の外側，小腸経は手の小指の内側から起こり，上肢・肩を通って頭部・顔面部に向かう経脈である．名称のとおり，大腸経は大腸に，小腸経は小腸につながっている．

## 5 痔

### 1)症状・原因

妊娠中は，子宮の重みで骨盤内の諸臓器の充血が起こり，血行が阻害されます．肛門の静脈も圧迫されるため，便秘による過度ないきみで「いぼ痔(痔核)」になりやすい状態です．

東洋医学では，痔は瘀血であり，瘀血が肛門を塞ぐために痔核になると考えます．子宮下垂による便秘や冷えによる血行障害が症状を悪化させるため，気血の流れをよくし，腎の気の向上を目指します．

### 2)養生・セルフケア

- **便秘を予防する**：予防法は「3 便秘」(p.52)参照のこと．
- **疲労回復を図る**：疲れにより痔が悪化することがあります．
- **血行を改善する**：おしりにカイロを貼る，ゆっくり入浴するなどして血行をよくしましょう．
- **排便時の痛みを和らげる**：痛みがあるとさらに便秘になり，悪循環に陥りがちです．便秘の度合いや痛みに応じて，坐薬・軟膏などを使用しましょう．
- **香辛料などの刺激物は避ける**
- **重いものを持たないようにする**：過度な腹圧により肛門に負担がかかります．
- **排便時に強くいきまない**：肛門に圧がかかることにより肛門周辺がうっ血し，痔の発生・悪化につながります．
- **長時間同じ姿勢を続けず，適宜運動や休憩をする**：同じ姿勢でデスクワークや立ち仕事を続けると肛門周辺がうっ血し，痔を悪化させます．
- **ストレスをためない**

### 3)セルフケアにおすすめのつぼ

- **痔の緩和**：百会 1，承山 50，腎兪 39
- **肛門周辺の血行改善**：長強 43，次髎 41 をカイロなどで温める．

# 2 泌尿器・生殖器系の症状

## 1 頻尿

### 1)症状・原因

妊娠中の頻尿は，大きくなった子宮や児頭による膀胱の圧迫，膀胱容量の減少などが原因とされています．産後もさまざまな排尿トラブルが多発するため，妊娠中から予防しておくことが大切です．

東洋医学では，腎と膀胱は密接な関係にあり，頻尿は膀胱内に尿を溜める腎の力が低下したと考えます．また，腎の気の消耗により下腹部下垂が生じ，膀胱内に尿を溜めておくことができない場合もみられます．腎は水分代謝の能力に関係しています．腎の気を高めることで膀胱の圧迫が緩和し，尿を貯蔵できるようになります．また，水分代謝の能力が改善することで1回の排尿量が増加し，頻尿の改善につながります．

**表5-2　骨盤底筋体操の一例**

| |
|---|
| ①仰向けに寝て足を肩幅に開き，両膝を軽く曲げて立て，身体をリラックスさせる．<br>②その姿勢のまま，肛門と膣を5～10秒間引き締める．<br>③息を吐きながら力を緩めてリラックスする． |

この体操を10回1セットとして，1日2セットを目安に行う．
慣れてきたら，立位や座位などさまざまな姿勢で行う．

### 2)養生・セルフケア

- **お腹と腰の冷えを防ぐ**：冷えは頻尿の原因の一つです．お腹全体，特に下腹部と腰が冷えている場合には温めましょう．
- **立ち姿勢が前傾にならないようにする**：膀胱が圧迫され，頻尿を招きます．
- **腹圧が極力かからないようにする**：強い腹圧がかかると尿もれを起こす場合があるため，くしゃみや咳で腹圧がかかるときは両足を交差させ，尿道口を素早く締めるとよいでしょう．
- **骨盤底筋を鍛える**：1日2セット・1セット10分以内を目安に骨盤底筋体操を行いましょう(**表5-2**)．

### 3)セルフケアにおすすめのつぼ

- **頻尿の改善**：三陰交 20，太渓 22，腎兪 39

## 2　帯下の増加・変化

### 1)症状・原因

妊娠するとエストロゲンの影響で膣粘膜が厚くなること，また膣内を清潔に保つ膣の自浄作用が高まることによって，膣からの分泌物が増加します．帯下はかゆみや不快感がなければ問題ありません．

東洋医学では，帯下の量や質，においから判断します．妊娠中，気づかないうちに疲労がたまり，帯下が増えていても，不快感を訴えることは少ないものです．透明で白色の帯下は，消化器系の働きの低下，あるいは体内の余分な水分の停滞，パワー不足による水分の代謝の衰えと考えます．黄色でねっとりした帯下がみられる場合は，体内に余分な水分が滞って熱が生じている「湿熱」の状態にあると考えます．湿熱は飲酒や脂っこい料理を好む人に多くみられます．

黄色い帯下や臭気を伴う帯下，陰部のかゆみがみられる場合は細菌などの感染症が疑われます．早めに受診を促しましょう．また，妊娠中の多量の水様帯下は，破水(流早産の前兆)の場合もあります．

### 2)養生・セルフケア

- **辛いものや脂っこいものを控える**：身体に過剰な熱を発生させるためです．
- **イライラやストレスの緩和を図る**：ストレスや疲れも帯下に影響を及ぼします．
- **局部を清潔に保つ**：下着をこまめに替える，シャワーを浴びるなどして，蒸れによるかぶれやかゆみを防ぎましょう．
- **疲労や冷えを防ぐ**：白色の帯下がみられる場合はぐっすり眠るようにし，冷え予防(p.64～)に努めましょう．

### 3)セルフケアにおすすめのつぼ

黄色でねっとりした帯下がみられる場合は，湿熱の改善に効果のあるつぼも刺激しましょう．

- **帯下の改善**：陰陵泉 18，腎兪 39，帯脈 6
- **湿熱の改善**：陰陵泉 18，太衝 17，太渓 22

# 3 関節・運動器系の症状

## 1 肩こり

### 1)症状・原因

妊婦さんの肩こりの多くは，妊娠中の姿勢や心身の疲労が原因ですが，目や鼻の病気，内臓の病気から肩こりを起こしている場合もあります．

東洋医学では，肩こりは気血の滞りと考えます．妊娠中は活動力が低下し，不安定な精神状態となりやすく，気血が滞る傾向があります．また，血の不足から筋が硬くなって肩こりが生じたり，腰痛や易疲労も起こります．そのため，体全体の気血の流れをよくするという考えから運動やストレッチを行う方法と，筋肉の負担を軽減するつぼ療法があります．

また，妊娠中はお腹の赤ちゃんへの栄養供給により気血の運行が阻害されやすく，肩こりからくる頭痛・頭重もよくみられます．頭痛は上半身に気が上る肝ののぼせも原因になると考えられるため，まずは足元に気を下げていくようにします．

### 2)養生・セルフケア

- **体全体の血行を促進する**：ウォーキングや散歩などの軽い運動，ぬるめのお風呂にゆっくり浸かる入浴などが効果的です．
- **ストレッチをする**：背筋を伸ばして首・肩のストレッチ，肩幅に足を広げて立ち，腰をひねりながら両腕を左右に振るストレッチなどを行い，血行をよくしましょう．
- **疲労やストレスをためない**：精神的な疲労やストレスも肩こり・頭痛を引き起こします．

### 3)セルフケアにおすすめのつぼ

- **肩こりの緩和**：風池 29，肩井 31，肩外兪 33
- **肩こりからくる頭痛・頭重の緩和**：百会 1，崑崙 25，太衝 17

## 2 腰背部痛・骨盤帯痛

### 1)症状・原因

腰背部痛や骨盤帯痛は，妊娠による子宮の増大に伴う姿勢の変化，運動不足，リラキシン(靭帯を弛緩させるホルモン)の作用による腰椎や骨盤の支持性の低下に伴う仙腸関節や恥骨結合のずれ，子宮や子宮内容物による下腹部圧迫，ストレスなどにより起こります．また，疾患によって腰背部痛が生じている場合もあります(表5-3)．

表5-3　腰背部痛の原因疾患の例と痛みの特徴

| 疾患 | 痛みの特徴 |
| --- | --- |
| 十二指腸潰瘍，胆嚢炎，胆石，腫瘍 | 背部鈍痛 |
| 腎腫瘍，遊走腎，腎盂腎炎，尿路結石 | 腰部鈍痛，不快感 |
| 子宮筋腫，卵巣嚢腫 | 腰部不快感 |
| 腹部大動脈瘤 | 鈍痛 |
| 心身症 | 不定型 |

東洋医学において，腰痛は腎の気の消耗を疑います．「急に腰や膝裏に力が入らなくなった」「腰が硬くなった」などの症状がみられる場合は，腎の気が寒邪や湿邪に襲われている急性症状と考えます．「立っているとすぐ疲れ，足の裏が痛くなる」「腰を曲げたりひねったりできなくなった」と感じる場合も腎の病と考えます．

床や椅子に座ったときにすぐに手を後ろについたり背もたれに寄りかかり，足を前に投げ出した姿勢をとりがちな人は腎の気が低下しています．

### 2)養生・セルフケア

- **腰に負担がかからない姿勢で寝る**：横向きになり，腰をくの字に曲げるシムス位をとるなど，楽な姿勢で寝るようにします．
- **硬めの寝具で寝る**：柔らかいマットレスは腰が沈み込み，腰背部に負担がかかります．
- **顎を引いて背筋を伸ばして歩く**
- **骨盤ふりふり体操(p.22の図3-15)を行う**：毎日行い，腰痛を予防しましょう．
- **荷物は両手に振り分けて持つ**：荷物を片側の手だけで持つと，腰に大きな負担がかかります．
- **ヒールの低い靴を履く**

### 3)セルフケアにおすすめのつぼ

- **腰痛の緩和**：承山50，委中49，申脈26，築賓19

患部である腰にあるつぼを刺激することも有効ですが，腰とは離れた場所にある腰痛緩和のつぼを刺激することで，経絡を用いて腰痛症状を軽減させます．ふくらはぎを優しくマッサージしながら，つぼ刺激を行うとよいでしょう．慢性腰痛には，お灸(Evidence⑦，図5-4，5)や患部を温めてマッサージを行うことも効果的です．

## ‖ Evidence ⑦ ‖ 妊娠中の腰痛に対する鍼灸治療の効果

妊娠中の腰痛に対しては，主に保存的治療法として骨盤ベルト装着が普及している．しかし，骨盤ベルトを装着しているにもかかわらず腰痛の改善がみられないケースもある．小井土らは，骨盤ベルトの装着によって腰痛の改善がみられなかった妊婦を対象に，「骨盤ベルト装着と鍼灸治療を併用した群」と「骨盤ベルトを装着せず鍼灸治療のみを行った群」に分け，痛みの強さを測定する視覚的評価法Visual Analogue Scale（VAS）と腰痛疾患特異的QOL評価尺度Roland-Morris Disability Questionnaire（RDQ）を用いて，鍼灸治療前と最終受診時のVASとRDQの変化から，腰痛に対する鍼灸治療の有用性を検討した．

対象の妊婦は，「腰痛のため，寝返りがうちにくい」（65％），「腰痛のため，いつもよりゆっくり階段を上る」（60％）「腰痛を和らげるために，何度も姿勢を変える」「腰痛のため，いつもよりゆっくり歩く」（各55％），「腰痛のため，靴下やストッキングをはくとき苦労する」（50％）などを訴えていたが，下肢の三陰交 20 や築賓 19 などへの鍼灸治療により痛みが軽減し（図5-4），QOLの向上がみられた（図5-5）．

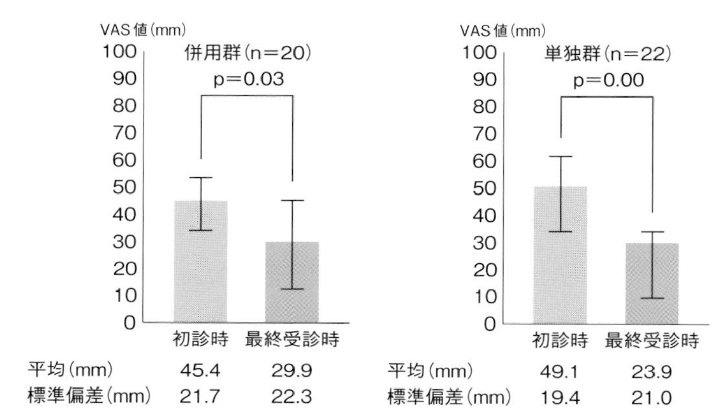


**図5-4　骨盤ベルト・鍼灸併用群と鍼灸単独群における治療前後の痛みの変化**
腰痛の強さを示すVAS値は両群ともに有意に下がった．

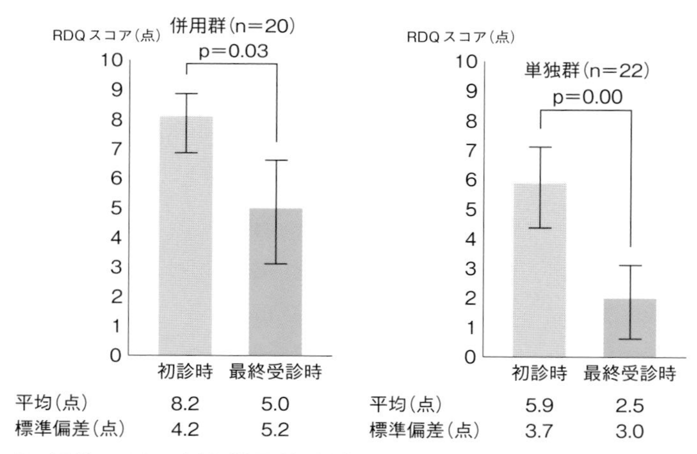


**図5-5　骨盤ベルト・鍼灸併用群と鍼灸単独群における治療前後のRDQの変化**
高得点ほど日常生活の障害の度合いが高いことを意味する「RDQ」による評価においても，両群ともに有意に点数が下がった．

（小井土善彦，辻内敬子，形井秀一：妊娠中の腰痛に対する鍼灸治療の効果 第3報─骨盤ベルト装着の有無による差違の検討．第61回全日本鍼灸学会学術大会抄録集，p.237，2012.）

## 3 足のけいれん・こむら返り

### 1）症状・原因

足のけいれんやこむら返りは，妊娠中のカルシウム欠乏やリン酸塩の過剰摂取，筋肉の疲労などが原因とされています．注意すべきは，脱水，甲状腺機能低下症などで起こる場合です．

東洋医学では，筋肉は血で養っていると考えています．妊娠すると血を多く必要とするため血が不足し，腱や筋肉が硬くなってこむら返りが起こると考えます．また，冷えている人も気や血の流れが滞り，けいれんが起こりやすくなると考えます．

### 2）養生・セルフケア

- **ふくらはぎの腓腹筋を強く伸展させる**：片方の足首を手前に曲げて，もう一方の足の甲でふくらはぎを30秒程度強くこするマッサージを1日に何回か行い，筋肉をほぐします．
- **ビタミンB群やカルシウムの豊富な食物を摂取する**：これらの栄養素が不足するとこむら返りが起きやすくなります．
- **リン酸塩を含む加工食品の過剰摂取を避ける**：リン酸塩はカルシウムの吸収を阻害するため，過剰に摂取しないように注意しましょう．
- **冷えを取り除く**：足湯などの温熱療法を行い，足首からふくらはぎの保温に努めましょう．

### 3）セルフケアにおすすめのつぼ

- **足のけいれん・こむら返りの予防と対処**：承山 50，築賓 19

## 4 手足のしびれ・手首の痛み

### 1）症状・原因

妊娠中は急激な体重増加やむくみにより手の血管が圧迫されて，しびれや痛みが出現する場合があります．手首のしびれで多いのは手根管症候群です．肩をまるめ，お腹を突き出した妊婦さん特有の姿勢から，腕への血管が圧迫されてしびれが起こる胸郭出口症候群もみられます．

東洋医学では，風邪・寒邪・湿邪の3つの邪気が交じり合って身体に侵入し，気や血・水の循環が悪くなると，痛みとしびれを主症状とする痺病（ひびょう）を発症すると考えています．痺病は，その原因によって寒痺，湿痺，風痺などに分けられ，痛みの部位によって筋痺，脈痺などに分類されます．

### 2）養生・セルフケア

- **血行をよくする**：手首を回す，手をグーパーと開いたり閉じたりすることや，熱がなければ足湯や手湯もおすすめです．
- **手首用バンドを使用する**：手関節の痛みは筋肉の負担を軽減することにより改善する場合があります．
- **むくみがある場合はつぼ療法を試みる**
- **肩や背中のこりをほぐす**

### 3) セルフケアにおすすめのつぼ

- **手足のしびれ・手首の痛みの緩和**：合谷 46，曲池 44，陰陵泉 18，太渓 22，三陰交 20

## 4 全身性・精神神経系の症状

## 1 疲労

### 1) 症状・原因

妊婦さんの疲労には，「身体的な疲労」と「精神的な疲労」の2種類があります．身体が元気な状態とは，気血の流れがよい状態と考えます．妊婦さんはお腹の赤ちゃんへ気や血を供給し，妊娠前よりも身体に大きな負担がかかるため，身体的な疲労がたまるのは当然です．しかし，身体の疲労が蓄積してくると気力も落ち，抵抗力がなくなり，気が不足した状態になります．また，仕事に追われ，仕事のことが頭から離れなかったり，長時間労働で気を遣い続けていたりすると，常に脳を使っているため血の消耗が甚だしくなります．長時間にわたる神経の緊張状態は気血を消耗させます．脳は心の臓器と考えられており，脳を使い続けていると，不眠や動悸，不安症状など，心の症状が出てきます．

身体的な疲労も精神的な疲労も気血の不足を生じます．疲労が強まると腎の気も低下し，下腹部が下垂してきます．お腹の赤ちゃんの正常な発育と維持のためには気血の充実を図ることが大切です．

### 2) 養生・セルフケア

- **脳を休める時間をもつ**：仕事と休息の切り替えがスムーズにできるようにしましょう．
- **疲れをためない**：ゆっくりお風呂に入る，お灸をするなど，一日の疲れを癒すリラックスタイムを設けましょう．
- **働き方を見直す**

### 3) セルフケアにおすすめのつぼ

- **疲労の緩和**：腎兪 39，労宮 13，湧泉 28，中脘 5，三陰交 20

## 2 不眠

### 1) 症状・原因

妊娠中には，心配事や昼間の安静，睡眠のとりすぎなどで，夜に寝つかれず不眠になる人がいます．うつ病や神経症により不眠を訴える場合もあります．

東洋医学では，不眠は心と肝の臓器の病であり，精神・神経系の症状や病気として現れると考えています．また，腎の気の低下も不眠の一因となります．妊娠中は，お腹の赤ちゃんに腎の気をあげるために腎がフル稼働しています．その結果，心や肝の症状が身体の疲れや不眠として出現します．

### 2) 養生・セルフケア

不眠の原因を取り除き，睡眠の時間と質を確保して心の安定を図ることが必要です．

- **体内時計を整える**：起床時間を早めて日の光を浴びて散歩する，負担にならない範囲で日中は身体を動かす，夜10時〜深夜2時に眠りのピークがくるように横になってみるなど，体内時計の乱れを整えましょう．妊婦さんは疲労やホルモンの影響で眠気を感じやすいため，適度な昼寝は問題ありませんが，寝すぎに注意し，昼寝が午後4時以降にずれ込まないようにしましょう．
- **刺激物を摂りすぎない**：脳を刺激するカフェインが含まれるコーヒー，紅茶，身体の熱を上げる唐辛子やにんにくは眠りを妨げるため，特に就寝前の摂取は控えるようにしましょう．
- **寝室の環境を整える**：静かで，快適な温度・湿度が保たれた環境に整えましょう．騒音などで眠れない場合は耳栓も活用しましょう．
- **就寝前は入眠を促す過ごし方を心がける**：ぬるめのお風呂にゆっくり入る，少なくとも就寝の1時間前からは携帯電話やパソコンの使用を控える，夜12時前までには床に就くなど，入眠を促す過ごし方をしましょう．
- **背中をマッサージする**

### 3)セルフケアにおすすめのつぼ

- **不眠の改善**：湧泉 28，三陰交 20，風池 29，肩井 31，肩外兪 33，曲池 44，合谷 46
- **心配事が多く眠れない**：神門 12（クリクリと指圧する）
- **消化器系の働きが低下して眠れない**：足三里 16

## 3 不安

### 1)症状・原因

ストレスは，食事，睡眠，運動，休養などの生活習慣に影響を及ぼし，肥満，高血圧，脂質異常症，糖尿病などの生活習慣病を引き起こします．また，過剰なストレスは心労や抑うつ状態，免疫機能の低下につながります．

東洋医学において，「恐れ」は身体の元気の源である腎の働きを弱めると考えます．また，お産に対する不安はお産の進行を妨げます．血を必要とする妊娠中には，気の流れが滞ったり，逆上したりと感情が不安定になりがちです．思い煩うと気がふさぎ，消化機能も低下します．逆上しやすい気を下げ，背中のこわばりを緩和し，リラックスすることが必要です．

### 2)養生・セルフケア

#### (1)ストレスへの対処

- **ストレスの原因を書き出す**：自分にとって何がストレスになっているかを書き出してみましょう．原因によっては，ストレスを感じる場面を避けることも検討しましょう．
- **ストレス発散を心がける**
- **自分にとって心地よいことをする**
- **笑うことにより免疫力を高める**
- **話す仲間をつくる**

(2) 身体への対処

- **背中のマッサージをしてもらう**
- **深呼吸する**
- **足や腰，背中を温める**

(3)「恐れ」への対処

- **恐れの原因を書き出す**：漠然と恐れるのではなく，何に対して恐れ・不安を感じているのかを自覚することが大切です．

(4)「怒り」への対処

- **適度に身体を動かす**：たとえば散歩は鬱々とした感情を散らす効用があります．

(5)「思い煩い」への対処

- **十分な食事・睡眠をとり，体調を整える**：たとえ悩みは解決しなくても，身体が元気であれば塞ぐ気持ちは楽になります．

### 3) セルフケアにおすすめのつぼ

- **恐れの緩和**：太渓 22，関元 9
- **怒りの緩和**：太衝 17，神門 12
- **思い煩いの緩和**：足三里 16，内関 11，膻中 3

## 5 循環器・血管運動神経系の症状

### 1 貧血

#### 1) 症状・原因

貧血は，動悸や息切れ，皮膚・手・爪などの蒼白，頻脈，動くと苦しくなる，注意力低下，頭重感，頭痛，めまいなどの症状として現れます．

妊娠中の身体にはバランスのよい食事が必要です．妊娠後期には血が不足した血虚状態が出現しやすく，脾・胃の消化能力と栄養を運ぶ運搬機能を高めることが重要です．また，動悸や息切れの症状がでている場合には，つぼ療法が効果的です．

#### 2) 養生・セルフケア

- **食事全体の栄養バランスを考える**：貧血に対する食事療法では，鉄分の補給だけではなく，食事全体の栄養バランスを考えて，1日3食を規則正しく食べることが大切です．
- **鉄，ビタミンC，たんぱく質を多く摂取する**（表5-4）
- **油，砂糖を使いすぎない**：カロリーは高くなりますが，必要な栄養素の摂取にはつながらないため，摂りすぎに注意しましょう．
- **医師の指示に従って鉄剤を服用する**

表5-4　貧血の予防・改善に効果的な栄養・食品

| 栄養素 | 役割 | 食品 |
|---|---|---|
| 鉄 | 血液中の赤血球に含まれるヘモグロビンの構成成分となり，全身に酸素を運ぶ | 牛肩肉（和牛・赤身），ひじき，ブロッコリー，切干大根，ほうれん草，小松菜，ピーマン，いんげん，わかさぎ，あさり，しじみ，大豆，高野豆腐 |
| ビタミンC | 鉄の吸収効率を高め，赤血球のヘモグロビンを合成する働きを助ける | みかん，いちご，キウイ，レモン，グレープフルーツ，菜の花，ブロッコリー，ピーマン，かぶ，カリフラワー，トマト，セロリ，たまねぎ，きゅうり，大根，じゃがいも，さつまいも，山いも |
| たんぱく質 | 鉄の吸収効率を高め，血液中の赤血球やヘモグロビンの材料となる | 卵，魚，肉，豆腐 |

### 3)セルフケアにおすすめのつぼ

- **食欲増進，健康増進**：足三里 16，三陰交 20，太白 23
- **動悸，息切れの改善**：内関 11，膻中 3，膈兪 36

## 2　動悸

### 1)症状・原因

妊娠後期の妊婦さんは，子宮による下大静脈圧迫のために静脈血環流が減少し，急激に血圧が低下して，動悸や息苦しさが起こることがあります．気づかぬうちに，動悸とともに貧血が進行している場合もあります．

動悸の原因はさまざまですが，心臓病や甲状腺疾患，低カリウム血症などなんらかの疾患による場合や，自律神経失調症など心因性の場合などもあります．

東洋医学では，妊婦さんはお腹の赤ちゃんへの栄養供給に血を必要とするため，血虚(血の不足状態)が出現しやすい状況にあると考えます．気血不足が続くと気の乱れも生じ，動悸が起こります．よく眠り，食欲が低下しないように心がけることが重要です．心配しすぎたり，緊張が続いたりすることによって動悸が起きている場合もあるため気分転換も必要です．

### 2)養生・セルフケア

- **不安を取り除く**
- **側臥位で横になる**
- **背中のマッサージを行う**
- **胃経のすりすりマッサージを行う**：p.51の図5-2のマッサージを50回程度繰り返します．

### 3)セルフケアにおすすめのつぼ

- **動悸の緩和**：神門 12，内関 11，太渓 22

## 3 めまい・立ちくらみ

### 1)症状・原因

妊娠中は血管運動神経が不安定となり，起立性低血圧や脳虚血によるめまいや立ちくらみが起こりやすくなっています．自律神経の乱れや貧血，低血糖が原因で起こることもあります．

東洋医学では，妊婦さんはお腹の赤ちゃんへ血を供給するために多くの血を必要とすることから，血の貯蔵と血流量の調節を司る「肝」が消耗し，血虚（血の不足状態）が出現しやすくなります．肝は筋の栄養にも関係しているため，肩こりなども起こりやすくなります．目の疲れや精神的ストレス，過労なども肝を消耗させ，脳や耳へ十分な血の循環が行き届かなくなり，めまいや立ちくらみが発生しやすくなります．さらに，妊婦さんはお腹の赤ちゃんへ腎の気をあげて成長させていることから，腎の気も消耗し，耳鳴りや耳塞感，めまいが起こる場合もあります．水分代謝が低下している場合も水滞（p. 39参照）からめまいが起こりやすくなります．

なお，以下のような症状がみられる場合は，メニエール病，突発性難聴，脳血管障害などの疾患によって生じているめまいである可能性があるため，医療機関を受診しましょう．

- めまいに加えて耳鳴りがある
- 天井が回る回転性のめまいがある
- 身体がふらふらして足元が危うい感じがする

### 2)養生・セルフケア

- **めまいが生じたらすぐに横になる**：通常は横になれば数分で症状が治まります．
- **横向きで寝る**：長く仰向けでいるとめまいが出現しやすいため，横向きで寝るとよいでしょう．
- **急な動作をしない**：急に立ち上がったり姿勢を変えたりすると，めまいや立ちくらみが起きやすくなります．
- **少量の食事を頻回に摂る**：つわりで思うように食事を摂れないと，低血糖によるめまい・立ちくらみが起きやすいため，1食あたりの量を減らして回数を増やすとよいでしょう．

### 3)セルフケアにおすすめのつぼ

- **めまいの緩和**：指先一本一本の爪を挟むようにしてマッサージします．
- **頭のふらつき，耳鳴りの緩和**：天柱 30，腎兪 39，太渓 22，足三里 16

めまいに加えて以下のような症状がみられるときにおすすめのつぼも紹介します．

- **口渇，顔や身体のほてり，便秘傾向**：曲池 44，内関 11，天柱 30，太渓 22
- **肩から背中にかけてのこり**：申脈 26
- **むくみ，胃腸の不快感**：陰陵泉 18，足三里 16

## 4 冷え・のぼせ

### 1)症状・原因

#### (1)冷え

冷えは，体温調節機能の失調によって起こります．冷えによって皮膚や筋肉，血管が収縮し，血行が

### ‖ Advice ② ‖ 「隠れ冷え」にも要注意！

手足や皮膚表面は温かいのに，下腹部が冷えてお腹が張りやすい，ガスが溜まりやすいと訴える人がいます．温めすぎると汗が出て余計に冷えるため，身体を温めたりお風呂に浸かったりすることが苦手なタイプです．このような人は「隠れ冷え症」と考えられます．内臓など身体の芯は冷えているにもかかわらず冷えを自覚しづらく，気づかぬうちに冷えが進行しやすいため注意が必要です．

「隠れ冷え症」タイプの妊婦さんには，特に寒冷の時期は足首を温めるなどの冷え対策をすることや，ウォーキングにより自律神経の働きを調節すること，汗が出ることをいとわずに体操を行うことなどを勧めましょう．また，夜更かしなど生活リズムの乱れも冷えを悪化させます．規則正しい生活を心がけ，冷えを追い出しましょう．

悪くなり，腰痛や肩こりが生じます．また，冷えに伴う免疫力の低下によって感染症などにもかかりやすくなります．そのほか，代謝の低下，むくみなども生じます．

東洋医学では，身体を温める作用をもつ「陽」の気が低下することによって「冷え」が生じると考えています．陽気の不足には，消化吸収力が弱く，身体を温めるエネルギー生成能力が低下した場合と，加齢や疲労などで身体が本来もっている腎の陽気が低下している場合があります．

妊婦さんは妊娠による腎の気の消耗によって，冷えが起きやすい状況にあると考えられます．また，妊婦さんのなかには，冷えがありながら気づいていない「隠れ冷え」の人も少なくありません（**Advice ②**）．第3章（p.12～）を参考に，自分が冷え症かどうかチェックしてみましょう．脂肪層が少ない仙骨部が冷たい場合は身体が冷えているサインです．

「冷え症」にはいくつかの原因があります．

①**身体の熱産生の低下**：身体に必要な熱を体内で十分につくり出せない

- 年齢による基礎代謝の低下
- 摂取カロリー不足（ダイエット，偏食，栄養不良，消化吸収能力の低下，胃腸虚弱）
- 運動量の不足
- 筋肉量が少ない　など

②**熱の運搬障害**：血流の低下により熱がうまく全身に運ばれない

- 貧血
- 瘀血（手術痕や打ち身後の循環障害）
- うっ血
- 骨格筋のこりや拘縮
- むくみ　など

③**熱の放散過多**：自律神経の乱れにより，熱を過剰に放散してしまう

- 発汗過多
- ストレス
- 水分摂取過多　など

### (2) のぼせ

p.15でも述べたとおり，冷えとのぼせは表裏一体で，ともに熱のバランスが悪い状態です．のぼせは血行不良による自律神経の乱れから上半身に熱がこもっている状態，つまり熱が偏っている状態です．「手足は冷たいが，上半身や頭はのぼせている」「暑い日や入浴時に，胸より上は熱くなるが，下半身は冷えたまま」「手のひらや足の裏に汗をかきやすい」といった症状がみられます．

## 2) 養生・セルフケア

### (1) 冷え

冷えによる体温低下は，さまざまな不快症状や病気の発症・増悪の誘因となるため，体温を正常に保つための養生・セルフケアが大切です．

冷えの予防・改善のための養生やセルフケアのポイントを紹介します．

**①外部からの冷えを防ぐ**

- **お腹や足元を温める：**腹巻きやお腹まで覆うパンツ，靴下などを活用しましょう．腰やお腹にカイロを貼るのも効果的です．
- **レッグウォーマーを活用する：**特に冷え症の人はつま先や足首を温かく保ちましょう．
- **冬は襟元を温かくして保温性を高める**
- **汗をかいたら下着や肌着をこまめに替える**
- **エアコンの冷気で冷えないようにする：**足元や下半身が冷えないように衣服を工夫しましょう．
- **風邪をひいたときは手首と首を冷やさない**

**②筋力をつける**

- **身体を動かす習慣をつくる：**筋肉の熱エネルギー産生を促し，食欲増進にもつながります．
- **よく歩くようにする：**ウォーキングはおしりの筋肉を意識しながら歩幅を広めにし，30分程度の早歩きがおすすめです．
- **腰や殿部，ふくらはぎの大きな筋肉を使う：**下半身の筋力アップは産む力にも通じます．
- **下半身の血流改善を図る：**筋肉の拘縮・硬化は血流の低下を招き，冷えにつながります．

**③入浴で身体を芯から温める**

- **シャワーではなくお風呂に入る：**下半身を温める半身浴を20分，あるいは5分浴を3回繰り返す入浴法がおすすめです．
- **積極的に足浴(足湯)を行う**

**④身体を冷やさない食事を摂る(Advice ③)**

- **身体を温める食材を摂るようにする：**にんにく，しょうが，ねぎ，唐辛子類など．
- **温かいものを摂るようにする：**水分もなるべく体温に近い温度で摂取しましょう．
- **旬の食材を摂るようにする**(p.36～参照)
- **生野菜は冷やしすぎず，なるべく温野菜で摂る**
- **冷飲食を避ける：**冷たいものを多く摂取すると，身体はそれを温めるためにエネルギーを消費し，だるくなります．
- **よく噛んで食べる：**咀嚼により消化吸収能力が向上します．

### ‖ Advice ③ ‖ 妊婦さんの身体の状態に合わせた食養生を

身体やお腹が冷たいからといって，妊娠中に熱いものや辛いものを食べすぎることはよくありません．妊婦さんは，ホルモンによる基礎体温の上昇や皮下脂肪の増加によって，暑さを感じやすくなります．さらに，身体を熱く感じさせる火の玉小僧のような赤ちゃんをお腹に抱えているため，上半身がのぼせやすい傾向があります．熱いものや身体を温めるものを食べすぎると，体内に熱がこもって，のぼせやめまいを生じます．ただし，熱いお茶を夏に飲むことは清熱作用となり，口の中の熱をとるためにもよい方法です．

旬の食材を摂るとよい理由は，旬の食材には，その時期に身体が必要とする栄養素や効果が豊富に含まれているためです．たとえば，夏に旬を迎えるスイカや冬瓜，苦瓜は，身体の余分な水分を追い出し，暑さでのぼせがちな身体の熱を冷ます効果があります．なお，冷え予防のため，身体の熱を冷ます効果がある食材は冷やしすぎないように注意します．

季節ごとの食材の栄養素や効果を知って，妊婦さんの体質や体調に合わせた食事を勧めましょう（p.36～参照）．

**⑤自律神経を整え，冷えを寄せつけない身体をつくる**

- **規則正しい生活をする：**不摂生な生活や昼夜逆転の生活は自律神経の乱れにつながります．
- **十分に栄養を摂る：**栄養不良は基礎代謝を低下させ，冷えにつながります．
- **ストレスをためない：**ストレスによる自律神経の乱れは体温調節機能を低下させます．

**(2)のぼせ**

「身体の熱をとること」と「身体を冷やすこと」は異なります．妊婦さんの身体を冷やさずにのぼせをとるためのアドバイスを紹介します．

- **冷やしすぎに注意する：**のぼせていると身体を冷やしたくなりますが，実際には身体の熱・寒がアンバランスな状態になっているので，身体全体から汗がかけるようになることを目指します．
- **冷飲食を控える：**アイスクリームやシャーベット，冷水を3日間我慢すると，冷たいものを摂らなくても我慢できるようになります．冷たくないもの，体温程度のものを摂るように心がけましょう．風呂上がりの冷飲食も控えます．
- **冷水は少しずつ飲む：**冷水を飲むときは，ごくごく飲まず，渇きを癒し口の中の熱をとるつもりで少しずつ口に入れましょう．
- **足元を冷やさない：**スーパーやオフィスのように冷房が効いた場所では，靴下を履くなどして冷えを防ぎましょう．
- **シャワーではなくお風呂に入る：**腰から下の半身浴がのぼせてつらい場合には，膝から下だけでもかまいません．冷えている部位の部分浴をしましょう．
- **冷房を上手に使う：**お風呂上がりの冷房は，せっかく温まった身体を冷やしてしまいます．汗をかける身体にするためにも，開いた毛穴に冷気を入れないようにしましょう．
- **寝る前に足湯をする：**足元がほてる場合は寝る前に足湯をしてみましょう．冷やすのではなく，温めることでほてりが静まっていきます．

### ‖Evidence ⑧‖ 冷え症に対するお灸によるセルフケアの効果

筆者らは，冷え症に該当する成熟期女性(本研究では妊婦さんを除外)を対象に，冷え症の改善に効果的とされるレッグウォーマーの着用群(レッグ群)と，温灸セルフケア群(灸群)に分け，冷え症および冷え症の併存症状(疲れやすさ・全身倦怠感など15項目)における効果を比較した．なお，レッグ群は就寝中に左右下腿部にレッグウォーマーを装着，灸群では湧泉 28，足三里 16，三陰交 20 を用い，熱さを感じたら我慢せずに外し，火傷に注意しながら実施した．

介入開始から1か月後に両群を比較したところ，ともに冷え症の程度・併存症状の苦痛度は介入前より改善したが，灸群はより多くの症状に改善がみられた．特に，「足のむくみ」「肩こり」「ぐっすり眠れない」の3症状が大きく改善し，手足の温度も温かくなっていた．

(辻内敬子，小井土善彦，坂口俊二：成熟期女性の冷え症に対する温灸によるセルフケアの効果―レッグウォーマーを対照とした多施設共同ランダム化比較試験―．日本東洋医学雑誌，72(4)：341-348，2021.)

＊研究の詳細や冷えとお灸・鍼についての解説，ダウンロード可能なリーフレットなどは下記サイトをご参照ください．
- **女性鍼灸師フォーラム**：https://women89.com/moxibustion/

### 3)セルフケアにおすすめのつぼ

- **冷え改善**：三陰交 20，湧泉 28
  冷えやすい下半身を温めるため，足全体をほぐすマッサージやお灸も効果的です(Evidence ⑧)．
- **のぼせの緩和**：曲池 44，大衝 17，神門 12，足三里 16，合谷 46

## 5 むくみ

### 1)症状・原因

妊娠中は血液中の水分が増えることに加え，大きくなった子宮が血管や神経を圧迫するため，むくみが起こりやすくなります．むくみは妊娠中の生理的反応ととらえられています．

東洋医学では，妊婦さんはお腹の赤ちゃんに栄養を供給しているため，脾や腎の気が低下しやすいと考えます．また，栄養を体全体に運ぶ脾の運搬機能も衰えてきます．さらに，身体の水の調整を図っている「腎」や「三焦(さんしょう)」(組織・器官以外の領域で，生理物質の通り道)の機能が低下することもむくみに関係します．そこで，気，血，水の流れをよくする目的で，元気を高める腎の気の向上と水分代謝を図ります．

### 2)養生・セルフケア

- **休息や休憩時には足を高くして休む**
- **ふくらはぎのポンプ作用を使って歩く**(p.18参照)
- **塩分を摂りすぎない**
- **身体を締めつけるものを着用しない**
- **ゆっくりお風呂に浸かる**：足湯や半身浴もおすすめです．
- **手足を上げてぶらぶら体操をする**：仰向けになって両手両足を上げて1分間ぶらぶら揺らす体操．
- **汗をかく運動を習慣化する**

### 3)セルフケアにおすすめのつぼ

- **むくみの改善**：陰陵泉 18，太渓 22，足三里 16

上記のつぼを意識しながら，ふくらはぎ全体をマッサージするとよいでしょう．

## 6 足の静脈瘤

### 1)症状・原因

妊娠による下半身の静脈うっ滞，エストロゲンによる血管拡張作用，皮下組織の浮腫傾向，プロゲステロンによる静脈壁の弛緩などが原因で起こるとされています．

東洋医学では，静脈瘤は瘀血と考えます．妊娠中は下半身が子宮に圧迫され，気や血の流れが悪くなっています．また，赤ちゃんの栄養をつくる脾や胃の消化能力が低下します．そのため，皮膚の張りや弾力は低下し，皮膚がゆるみ，静脈瘤が目立ってきます．

### 2)養生・セルフケア

- **長時間の立位を避ける**
- **血行促進を図る**：痛みや熱などの症状がない場合は，入浴などで血行をよくしましょう．
- **適度な運動を行う**：座り仕事の場合も，時間を決めて立ち上がって歩きましょう．
- **きついガードルや腹帯，下着を着用しない**
- **疲労をためない**：むくみやだるさにはつぼ療法を行いましょう．
- **ふくらはぎのポンプ作用を使って歩く**(p.18参照)
- **足をやさしくさするマッサージを行う**

### 3)セルフケアにおすすめのつぼ

- **足の静脈瘤によるむくみやだるさの緩和**：陰陵泉 18，三陰交 20，足三里 16，承山 50

## 7 妊娠高血圧症候群

### 1)症状・原因

妊娠高血圧症候群とは，妊娠時に高血圧を発症した状態です．重症になると母子の生命にもかかわるため，妊娠高血圧症候群の診断後には安静や入院加療などの治療が優先されます．妊娠高血圧症候群の初期は自覚症状がありませんが，進行すると疲労感，顔面のほてり感，頭重感，頭痛，めまい，肩こり，動悸，吐き気，手足のしびれ感，ふらつき，けいれんなどの症状が現れます．普段の血圧より少しずつ高くなっている，血圧の変動がみられるようになってきたなど，血圧に変化がある場合には予防が必要です．

東洋医学には，「高血圧症」という概念は原則としてありません．多くは肝と腎のパワーが極度に低下し，血や水が不足しバランスを崩して起こると考えられています．また，血の不足による筋の栄養不良や過度ののぼせの亢進によってけいれんが起こります．「上実下虚」といわれる足元が冷え，上半身がのぼせて起こる頭痛や頭重，肩こりやめまいの症状も出現してきます．さらに，気うつにより気逆(p.38参照)の症状が出現する場合もあります．

### 2) 養生・セルフケア

遺伝的素因が疑われる妊婦さんや高年齢の妊婦さんは発症リスクが高いため，特に以下の点に気をつけて予防に努めましょう．

- **寒冷やストレスを避ける**
- **軽度の運動，規則正しい生活をする**
- **疲労や体重管理などに気をつける**
- **喫煙しない**

### 3) セルフケアにおすすめのつぼ

- **妊娠高血圧症候群予防のための肩こりやイライラ，疲労感の緩和**：湧泉 28，足三里 16，三陰交 20，太衝 17，腎兪 39

# 6 皮膚・口腔・感覚器系の症状

## 1 皮膚のかゆみ・トラブル

### 1) 症状・原因

妊娠に伴って生じ，かゆみを主症状とする妊娠性掻痒症は，妊娠による胆汁のうっ滞が原因と考えられています．

東洋医学では，皮膚は身体の中の状態を表し，身体の表面を流れて外から入ってくる邪気の侵入を防いでいる衛気(えき)の巡りによって皮膚の潤いが保たれていると考えています．皮膚の状態は肺の機能や脾・胃の働きの影響を受けます．妊娠中は，血が関与する肌の栄養不足，血と気の流れの低下から水分代謝の能力も低下します．水分代謝が低下すると下半身や膀胱経(p.42の図4-2参照)が通る背中，殿部にかゆみが生じやすくなります．また，水滞(p.39参照)が続いている場合にもかゆみが生じます．

### 2) 養生・セルフケア

肌の状態は肺の機能の働きに影響を受け，胃腸の状態や血の巡りがよいことも大切です．

- **直射日光を避ける**
- **低刺激性の化粧品を使用する**：化粧品によってはかゆみやかぶれが生じやすいため注意しましょう．
- **ビタミンCを摂取する**
- **肌を乾燥させない**
- **香辛料を控える**
- **精神的ストレスを遠ざける**
- **柔らかい木綿製の衣類を着用する**：皮膚トラブルがあるときは，かゆみを誘発しやすい化学繊維やウール素材は避けましょう．

湿疹や傷がある場合には医療機関を受診し，外用薬の処方を相談しましょう．

### 3)セルフケアにおすすめのつぼ

- **かゆみの緩和**：太渓 22，曲池 44，合谷 46
- **皮膚トラブル・顔のシミの予防**：大椎 32，合谷 46，足三里 16

## 2 毛髪のトラブル

### 1)症状・原因

妊娠中の抜け毛は自然に回復するものですが，過剰な量の抜け毛は精神的なストレス，アレルギー，自己免疫疾患などの影響が考えられます．

髪は「血余(けつよ)」といい，血の余りと考えられています．妊娠中は，お腹の赤ちゃんに血を供給し，腎の気を与えているため，特に髪に栄養が行きわたりにくくなり，抜け毛や白髪が多くなりがちです．妊娠中から血を補うように胃腸の働きをよくして栄養の吸収能力を高め，腎の気の消耗を防ぐようにします．「恐れ」も腎に悪影響を及ぼすため，出産への恐怖心などをできるだけ和らげることも大切です．

### 2)養生・セルフケア

- **ストレスを避ける**
- **食生活と生活リズムを規則正しくする**
- **頭部のマッサージにより血行を促進する**

### 3)セルフケアにおすすめのつぼ

- **毛髪トラブルの改善**：百会 1，腎兪 39，太渓 22，天柱 30，足三里 16

## 3 唾液分泌の増加

### 1)症状・原因

唾がたまりやすいのは，口の中の酸性成分を中和させるために唾液の分泌量が増えている状態であり，自律神経のアンバランスからくる脱水症状とも考えられています．妊婦さんでは，ホルモンバランスの変化により，特につわりの時期は唾液がたまりやすくなります．

東洋医学では，妊婦さんの唾液分泌の増加は妊娠による気と水の巡りの滞りが原因と考えます．

### 2)養生・セルフケア

- **身体の疲れ・冷えを防ぐ**
- **冷えがある場合は体温より温かいものを摂る**
- **胃経のすりすりマッサージを行う**(p.51の図5-2参照)

### 3)セルフケアにおすすめのつぼ

- **胃腸の働きを整える**：胃兪 38，脾兪 37 のマッサージ，中脘 5（前屈みになって自分の指で押す）

## 4 耳鳴り・耳閉感

### 1)症状・原因

妊娠すると，耳鳴りや耳閉感を生じることがあります．耳鳴りの原因は，疾患や騒音への曝露，加齢などさまざまですが，妊婦さんの場合は，ストレスなどの精神的疲労や肩こりによって耳鳴りが起きていることも少なくありません．

東洋医学では，耳と腎は関係していると考えています．たとえば老人性の難聴は腎の精気の衰えと考えています．妊娠中の耳鳴りは，お腹の赤ちゃんに腎の気を与えていること，つまり腎の気のオーバーワークから生じると考えています．そのため，耳鳴りの改善には気血の充実と流れをよくすることが重要です．

前述のとおり，疾患によって耳鳴りが出現していることもあるため，一度耳鼻科を受診されることをおすすめします．

### 2)養生・セルフケア

- **仕事の配分や生活を見直す**：耳閉感や耳鳴りは休養のサインととらえ，ゆっくり過ごす時間を設けるようにしましょう．

### 3)セルフケアにおすすめのつぼ

- **疲労感や水分代謝・ストレスの改善**：太渓 22，中渚 47，百会 1

# 7 お産に伴う痛み・症状

## 1 恥骨・足の付け根の痛み

### 1)症状・原因

#### (1)恥骨痛

お産が近づくと，ホルモンの作用によって赤ちゃんが通りやすいように恥骨結合部が緩み，痛みが生じます．子宮やお腹の赤ちゃんの重みで恥骨が圧迫されることも痛みの原因と考えられています．

#### (2)足の付け根の痛み

出産間近になると，お腹の赤ちゃんの頭が骨盤を押し広げ，その圧迫により足の付け根に痛みを感じることがあります．そのほか，子宮を支える靭帯が引っ張られることによる痛み，不適切な歩き方による痛みもあります．

### 2)養生・セルフケア

#### (1)恥骨痛

- **よたよたペンギン歩き**(p.17の図3-8)**をせず，大股で歩くようにする**
- **動作を工夫する**：寝返りするときはいったん膝を曲げ，両足を揃えて腰を移動させてから横を向くと痛みが生じにくくなります．

- 胆経ストレッチ(図5-6)
- 足の三陰経(p.9の図2-7参照)のマッサージ(図5-7)

(2)足の付け根の痛み

- 股関節や骨盤のストレッチ：仰向けに寝て股関節ストレッチや骨盤揺らしを行う.
- 足の三陰経(p.9の図2-7参照)のマッサージ(図5-7)
- 足の膀胱経ストレッチ(図5-8)

### 3)セルフケアにおすすめのつぼ

- 恥骨痛・足の付け根の痛みの緩和：陽陵泉24，委中49，陰包14

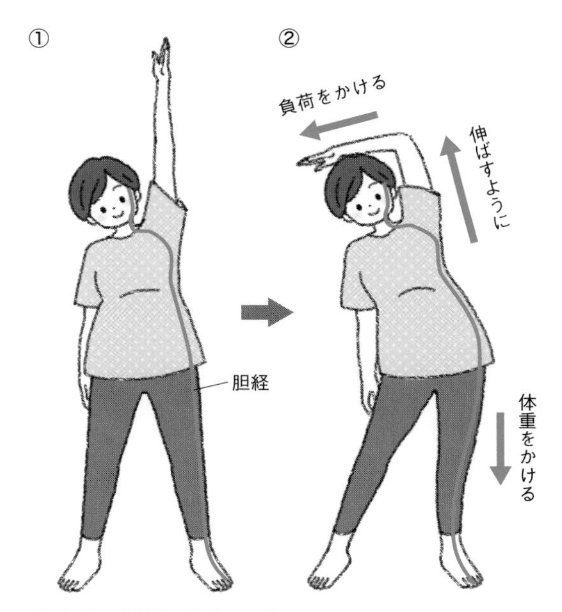


図5-6　胆経ストレッチ
①両足を開き，片方の腕を上げる.
②腕を上げたほうの足に体重を移動させながら，反対側に伸ばす．この状態でゆっくり息を吐きながら10数える.
①②を左右1セットで2～3セット行う.

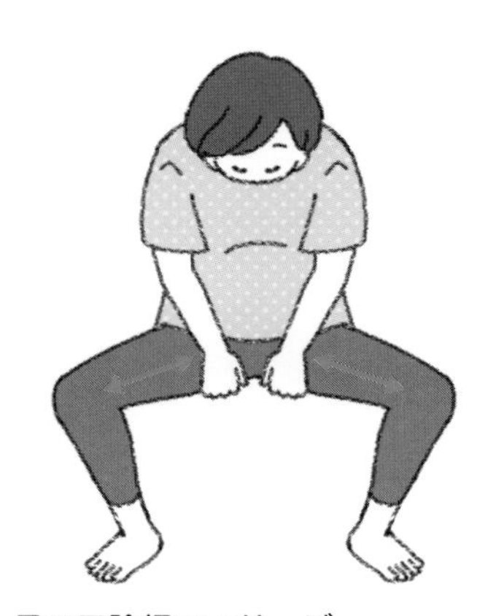

図5-7　足の三陰経マッサージ
30秒スクワットの体勢（p.24の図3-17-③）になり，三陰経（p.9の図2-7）が流れる太ももの内側を30回程度こする.

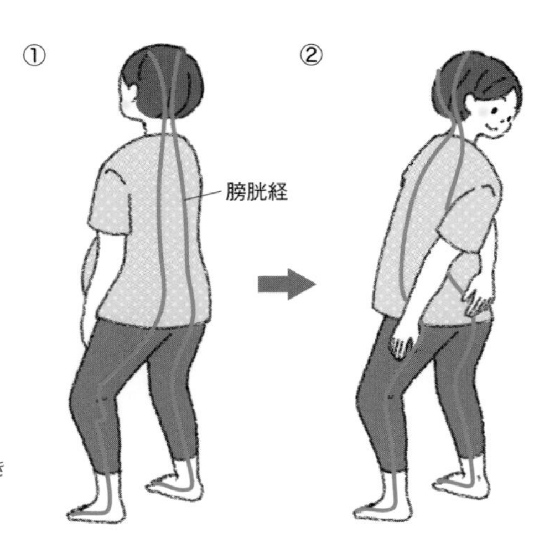


図5-8　足の膀胱経ストレッチ
①膝を緩めた楽な姿勢で立つ.
②身体を浮き沈みさせるように膝を軽く上下させ，ぶらんぶらんと大きく左右に腕を振りながら身体をねじり，反対側のかかとを見る.
左右1セットで10セット行う.

## 2 産痛(陣痛)

### 1)産痛(陣痛)緩和のためのケア

陣痛開始から分娩に至るまでの間，妊婦さんの不安は増し，痛みも増強します．そばにいる人が痛みや緊張の緩和，リラックスのためにケアをしてくれたらどれほど心強いでしょう．ここまでは，妊婦さん自身で行う養生やセルフケアを紹介してきましたが，産痛(陣痛)の緩和や分娩に伴う症状のケアについては，妊婦さんに寄り添っている人に実践していただきたいマッサージやつぼ療法を紹介します．

- **腰部・仙骨部を刺激する**：産痛は，分娩第1期では胸髄T10～腰髄L1の神経線維が関与し，分娩第2期では仙髄S2～4が加わります．そのため，分娩第1期は腰部，分娩第2期には仙骨部を刺激することで，産痛の緩和効果が期待できます(図5-9)．
- **産痛の強さに合わせてマッサージする**：分娩は陣痛発作と陣痛間歇を繰り返しながら進行するため，陣痛間歇期には三陰交 20 を指圧する，背中をさする，足の内転筋群の指圧・マッサージを行う(図5-10)，陣痛発作時には腰をさするというように，臨機応変に行いましょう(**Advice** ④)．

### 2)ケアにおすすめのつぼ

- **分娩第1期の産痛緩和**：合谷 46，三陰交 20，腎兪 39，百会 1，太衝 17，次髎 41，中髎 42，胞肓 40，至陰 27
- **分娩第2期の産痛緩和**：合谷 46，三陰交 20，次髎 41，至陰 27

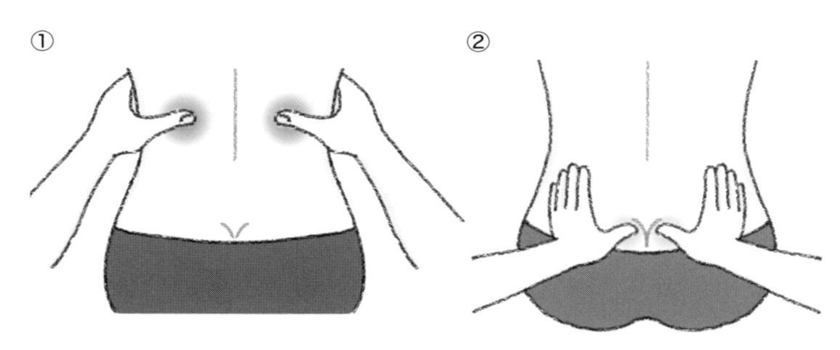


**図5-9 産痛緩和におすすめのつぼ療法**
①腰部（腎兪 39）への指圧，②仙骨部（次髎 41）への指圧．
体表面に対して垂直に力をかけるようにする．

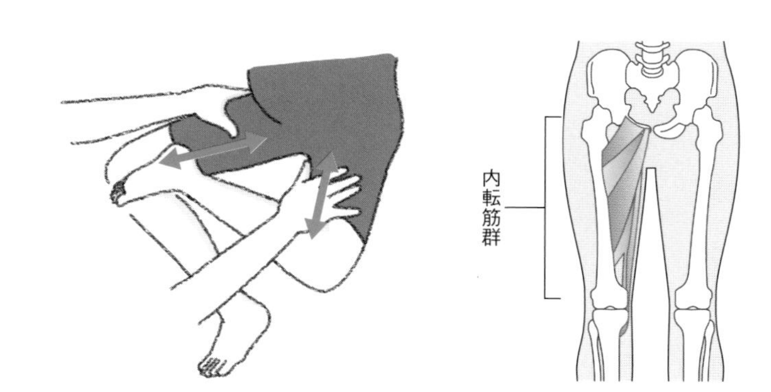


**図5-10 足の内転筋群のマッサージ**
太ももの付け根までゆっくりマッサージする．

**‖ Advice ④ ‖　見守る目と温かい手が産痛緩和につながる**

妊婦さんにとって，助産師さんの見守る目や励ましの言葉は支えになります．痛みが強く，話すこともままならない分娩時の妊婦さんへのケアではノンバーバルコミュニケーションが活きてきます．妊婦さんのパートナーがマッサージやつぼ療法を行う場合も，医療者が安全を見守ってくれているという安心感が重要です．ずっとそばについていなくても，頻繁に声をかけて見守ることと，妊婦さんに触れることが大切です．寄り添う人の見守りと温かい手が，妊婦さんの陣痛を和らげ，お産を進ませます．

なお，『妊娠出産される女性とご家族のための助産ガイドライン2021年度』[1]においても，指圧が産痛を緩和し，鎮痛剤の使用を減らす可能性が示唆されています．本ガイドラインで紹介されている研究[2]では，産痛緩和を目的として，①三陰交 20 を30分または30分以上指圧，②合谷 46・至陰 27 を5分ずつ指圧する方法が用いられています．

## 3　微弱陣痛

### 1)症状・原因

微弱陣痛とは，陣痛が弱い，陣痛周期が長い，持続時間が短いといった理由で分娩がなかなか進まない状態です．微弱陣痛の原因は妊婦さんの疲労，睡眠不足，子宮の発育不全，子宮筋の収縮阻害，子宮筋の疲労などさまざまですが，妊娠中から続く不安や出産への恐怖心も原因の一つと考えられています．妊婦さんのパーソナリティや，前回の分娩で微弱陣痛だった場合にまた同じようになるのではないかという不安から，さらに微弱陣痛を引き起こしてしまうことがあります．

東洋医学では，24時間以上長引くお産を「滞産」といいます．滞産は，体力の低下による腎の元気不足，早期破水による血の不足，早くからのいきみによる気血の不足などが原因と考えられます．出産に臨むうえでの過度の緊張も，気血の滞りを引き起こし血流が悪くなると考えます．また，分娩時に産婦さんが寒さを受けることもお産の進みを滞らせると考えます(**Column ③**)．

**‖ Column ③ ‖　スムーズなお産には身体を温め，リラックスすることが大切**

妊娠37週以降になると，赤ちゃんが産道を通りやすいようにホルモンが分泌され，産道の熟化が進みます．分娩時，お腹の赤ちゃんは児頭で産道を押し広げながら軟産道を降りてきます．新しいゴムが硬く伸びにくいように，初産婦さんの産道は硬く広がりにくいのですが，熱を加えて形作る粘土細工のように，時間をかけて産道を温め，軟らかくして広げ伸ばしていきます．粘土と同じように産道も温かいほうが早く伸び，妊婦さんも赤ちゃんも疲労せずに分娩が進むと考えます．

そのため，冷え症の妊婦さんは，分娩前に足浴をして身体を温めると，気血の流れがスムーズになり，お産の進行によい影響があります．また，分娩時の緊張は産道の熟化や分娩の進行を阻害してしまうため，呼吸法やお灸，ヨガなどでリラックスしてもらうことが大切です．お産に時間がかかった場合などは，産道に力が加わるため，産後は産道が縮むまでに少しだけ時間がかかります．

産道を軟らかくしてスムーズなお産にするためには，身体を冷やさず，リラックスすることが大切です．

### 2)微弱陣痛・難産へのケア

- **至陰27へのお灸**：昔から難産の治療として行われてきた方法です．
- **三陰交20への指圧**（図5-11）：お産の進行を助けます．
- **温足浴**：42°C前後の熱めのお湯で20～30分程度足浴を行います．お灸ができない場合は足浴をしながら指圧するとよいでしょう．

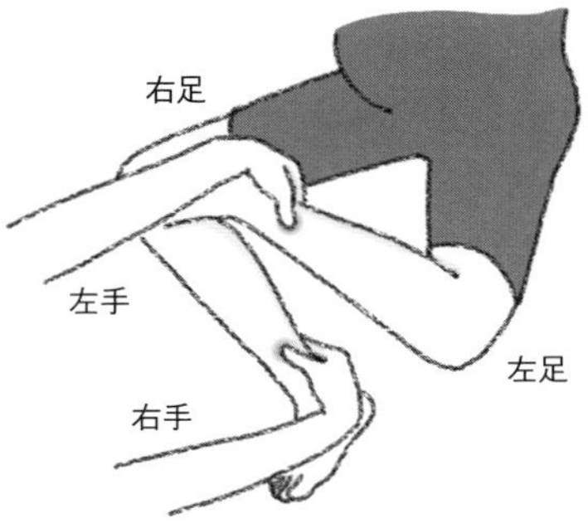

**図5-11　三陰交20への指圧**
手をクロスさせると力が入れやすく，押しやすい．

### 3)ケアにおすすめのつぼ

- **微弱陣痛・難産の緩和**：三陰交20，合谷46，腎兪39，次髎41，崑崙25

## 4 胎盤娩出・後陣痛

### 1)症状・原因

赤ちゃんの娩出後，胎盤は剝離・娩出され，子宮収縮が始まります．産後の子宮収縮時の痛みを「後陣痛」といい，多くは産後数週間で治まりますが，腹痛が頻繁に起こり，授乳時に痛みが増強することもあるため，産後の不快症状の一つです．

### 2)後陣痛へのケア

- **つぼ療法**：痛みが続く場合や，発汗やむかつき，吐き気，乳汁の減少などがみられる場合には，つぼ療法で軽減を図りましょう．
- **身体を冷やさない**

### 3)ケアにおすすめのつぼ

- **胎盤娩出の促進**：肩井31，中極10，崑崙25
- **後陣痛の緩和**：関元9，中極10，足三里16

**参考文献**

1) 日本助産学会編：妊娠出産される女性とご家族のための助産ガイドライン　2021年度．日本助産学会，2021．
2) National Institute for Health and Care Excellence.：Intrapartum care for healthy women and their babies. 2014.
3) 日本理療科教員連盟，公益社団法人東洋療法学校協会編，教科書執筆小委員会著：新版　経絡経穴概論．第2版，医道の日本社，2013．

# 第6章 育児に向けた養生とケア

赤ちゃんとの新しい生活が始まったお母さんは，出産直後から授乳，母体の回復，そして待ったなしの育児が同時進行です．

本書最後の章では，お母さんが元気に楽しく育児ができるように，母乳育児やお母さん自身の健康の維持回復に効果的な養生とケア，また，赤ちゃんの元気を育てるためのベビーマッサージを紹介します．

## 1 東洋医学を取り入れた母乳育児支援

### 1 妊娠中から始める身体づくり

母親が母乳育児をできるようになるためには，妊娠中からの準備や母乳育児に必要な知識の習得，医療者のサポートが欠かせません．産後1か月頃には，母親が自信をもって母乳育児できるように，母乳育児に役立つ養生やセルフケアについてアドバイスしていきましょう．

妊婦さんは，ホルモンの影響や赤ちゃんを守るための皮下脂肪の増加により自分の身体が温かく感じますが，実際は冷えていることも少なくありません．体温が常に36°C以上を維持するように身体を温めましょう．低体温を改善することによって，出産に必要な体力もついていきます．

また，産後は赤ちゃんの世話や授乳に大忙しで，自分自身の健康や生活が後回しになりがちです．妊娠中に適切な食事の摂り方や生活リズムを習慣づけておくことが，産後の生活の土台になります．

- **一口ごとによく噛んで食べる習慣をつけておく**：産後は赤ちゃんの世話に追われ，慌てて食べることが多くなりがちです．
- **果物を食べすぎない**：果物は口当たりがよく，たくさん食べたくなります．果物にはビタミンCが含まれ，水分や食物繊維の補給にもなりますが，食べすぎは果糖の過剰摂取となり，中性脂肪の増大や肥満につながります．にぎりこぶし1個程度が一日の摂取目安です．
- **脂肪や砂糖を摂りすぎない**：摂取した脂肪や砂糖が原因で乳管が詰まることはありませんが，過体重は乳汁生成Ⅱ期の遅れにつながると考えられています．妊娠中の肥満予防のためにも食べすぎには注意しましょう．
- **乳房まわりを緩める**：肩甲骨まわりのストレッチなどで背中の筋肉を動かし，身体の血行をよくしておきましょう.

- **下半身を冷やさない**
- **規則正しい生活をする**：「早寝早起き朝御飯」は低体温の改善につながります.
- **金魚運動・にょろにょろ運動をする**：仰向けに寝て，手足をぶらぶらさせる金魚運動，身体を左右に揺らすにょろにょろ運動は全身の血流改善に効果的です．金魚運動は仰臥位性低血圧症候群を起こさないように注意して行いましょう.
- **すりすりマッサージをする**：床に座った姿勢でも椅子に腰かけた姿勢でもできる「胃経のすりすりマッサージ」(p.51の図5-2)，脇腹をわきの下からウエストまでこする「脇腹のすりすりマッサージ」で胃腸の働きをよくしましょう.

## 2 母乳育児に向けたサポートとセルフケア

### 1)乳房に触れずに働きかけるケア

母乳育児に向けて，妊娠中から乳房・乳頭マッサージなどの乳房ケアを実践・指導している助産師さんは多いことと思います．しかし，切迫早産で安静にしている妊婦さんやお腹の張りが強い妊婦さんなど，乳房への刺激が禁忌とされる場合もあります．このようなときには，乳房に触れずに働きかける，東洋医学的なアプローチがおすすめです.

#### (1)健診時に助産師が行うケア

- 妊婦さんに仰向けに寝てもらい，片足ずつ交互にひっぱり，体ほぐしを行う(腰まわりをほぐす).
- 足首を押さえて揺らす．足首を持って揺する.
- 仰向けに寝た妊婦さんの頭側に立ち，肩を左右に揺する(肩こり解消).
- 妊婦さんに身体を起こしてもらい，背中をなでる.

#### (2)妊婦さん自身でできるセルフケア

- 仰向けに寝て，腰をひねるようにごろごろと揺らす.
- 腹式呼吸を1日に何度か行う(身体の緊張をとる).
- 肩回し・肩広げの体操を行う.
- 足湯を行う(お腹の張りを緩和させる).

### 2)陥没乳頭や扁平乳頭へのケア

陥没乳頭や扁平乳頭であっても，産後に適切な支援を受け，赤ちゃんがうまく吸啜することで乳頭が出てくれば，乳頭マッサージは必要ありません．また，妊娠中に乳頭の形が変わることもあります．妊娠中に痛くて乳頭マッサージができない場合も心配することはないと伝えましょう．大切なことは，授乳時の赤ちゃんの抱き方や乳頭の含ませ方，赤ちゃんが出すサイン(上手に飲めているサイン，おっぱいが欲しいときのサイン)などの知識を妊娠中から伝え，準備をしておくことです.

- 身体が前屈み傾向の妊婦さんは，背筋を正して，腹圧で体幹を支えられるようにストレッチを行う.
- 身体のねじれは，背中だけでなく体全体に影響を及ぼし，乳房の形や乳頭にも影響を与えるため，腰から背中を左右交互にひねるストレッチを行う.
- 背中のこりや胸の筋肉の硬さがみられる場合は，大胸筋を広げるストレッチと肩甲骨を動かすストレッチを行う．
- 肩こり解消のつぼ療法を行う（p.56，88参照）．
- 肩回し・肩広げの体操を行う．
- 腕マッサージにより腕のこりをほぐす．

**〈肩こり・乳房トラブル改善におすすめのつぼ〉**

天宗34，肩外兪33，膏肓35

### 3）産後入院中のケア

出産直後は，お母さんの乳房のみならず全身をみて，精神状態も考慮しながら適切なケアや言葉かけをすることが重要です．可能であれば，お母さんが産後すぐに赤ちゃんに集中でき，肌と肌のふれあいができるような環境を整えてサポートし，授乳に向けた練習を始めましょう．

- 産後のお母さんは興奮状態にあり，乳房も硬く重くなるため暑さを感じやすく，室内の設定温度を低くしがちだが，赤ちゃんのためにも低温にしすぎないように注意する．
- 身体が熱いため，薄着で風にあたりたくなるが，冷えると疲れがでやすいため注意する．
- 薄手の上着を羽織るなどして冷えを防ぐ．
- 足のむくみが気になるときは足首を前後に動かす．
- 授乳後も乳房の張りがとれない場合は，乳汁の飲み残しを考え，頻回授乳を勧める．
- 乳房の張りにより痛みが生じている場合は，足首を回してほぐし，肩や腰を揺らしてみる．
- 授乳姿勢が前屈みになると乳腺が詰まりやすくなるため，授乳クッションを活用する．
- 肩こりの改善を図る（p.56，88参照）．
- 産後，赤ちゃんを抱っこする気力や体力がないときには，側臥位で授乳すると疲れにくい．首が座った赤ちゃんであれば，仰臥位になり，お腹の上に赤ちゃんをのせて授乳することもできる．

## 2 乳房トラブルへの対応

### 1 乳頭部の痛み

赤ちゃんの力強い吸啜により，産後1週間で約8割のお母さんが乳頭部に軽い痛みを感じるそうです．はじめて履く靴は靴ずれが起こりやすいのと同様，授乳初期は多少の痛みがあることを事前に伝えておくとよいでしょう．

乳頭部の痛みを予防・緩和するためのポイントや授乳時の注意点は以下のとおりです．

- 授乳は暖かい場所で行う（母親は授乳に一生懸命になると寒さが気にならないことがある）．
- 赤ちゃんが乳頭だけでなく，口を開けて乳輪までしっかりと含んで母乳を飲めるような抱き方をする．
- 赤ちゃんが乳輪をくわえた瞬間が痛むため，そのときは，はあっと息をはきながら力を抜く．
- 赤ちゃんから乳頭を離すタイミングを練習する．
- 授乳後は，母乳で乳頭を湿らせてから乾かす．
- 人口乳首を使うと赤ちゃんは口をすぼめての吸着を覚え，乳輪まで含まなくなることによって乳頭痛につながることがある.

- 湿度が高いときには，乳頭をドライヤーで乾かすと乳頭痛予防になる.
- きつめのブラジャーは乳頭を圧迫しやすいため避ける.
- 下着が汗を吸うと，乳頭が湿り気を帯びてふやけたり，こすれたりして傷つきやすいため，こまめに替える.
- 授乳前は感染予防のために手洗いをして，乳頭を拭いたり洗ったりしない.
- 1日1回はせっけんで乳頭や乳房を洗い清潔を保つ．痛みがあるときは温水で洗う.
- 乳頭保護クリームの塗布は極力控え，乾燥させておく．乳頭保護クリームの塗布により乳輪のpHが変化するなど感染防御作用に影響を与えかねない[1).].
- 乳房が緊満してくると，乳頭も硬くなり痛みが生じやすい(乳房の緊満感への対応については次項参照のこと).
- 搾乳や感染によって痛みが生じている場合もあるので，原因を見極めて原因に応じた対処を行う.

## 2 乳房の緊満感・張り

産後は，母乳産生量が急激に増えることにより乳房の緊満がみられます．乳房緊満が起こると赤ちゃんは乳輪を含みにくくなり，また，乳房緊満によって一時的に乳汁生産が低下し，より強く吸啜するため，乳頭部の痛みが生じやすくなります.

東洋医学では，出産直後の乳房緊満は気が滞った状態と考える場合があります．痛みによってお母さんの身体がこわばると，気の流れも低下しがちになります．以下に紹介する養生・ケアを取り入れながら．ストレスや不安を軽減し，リラックスして授乳ができるようにサポートしましょう.

- 授乳前は仰向けに寝てもらい，腰を動かすつもりで足を10回ほど伸ばす.
- 仰向けで腕を上げてもらい，脇腹をわきの下からウエストまで5～6回こすり下ろす．乳房を揺らすと痛みがある場合には，足のすねを5回ずつこする.
- 授乳前，四つん這いの姿勢で乳房を垂らし，軽く揺らしてみる.
- 背中と手のマッサージを行う.
- 肩甲骨を寄せるストレッチなどを行い，肩こりを改善する(p.56，88参照).
- 温かいお茶や白湯を飲む.
- 乳房の張りが強い場合は圧抜きを行い，搾乳はしない.

**〈乳房緊満の緩和におすすめのつぼ〉**

内関 11，天宗 34，曲池 44，足三里 16，大衝 17

## 3 乳汁分泌の低下

東洋医学では，乳汁は白い血であり，気の力で送り出していると考えます．妊娠中はお腹の赤ちゃんに血を供給し，血でできた赤ちゃんを産むという大仕事をしたお母さんは，出産直後から次は赤ちゃんを育てるという仕事が始まります.

一般的に，乳汁生成には分娩後の3～8日間が重要といわれています．この時期は母子相互関係の確立の時期でもあります．乳汁の産生は出産直後から始まるため，お母さんはお腹が空きます．また，分娩時に出血があった場合やお産が長時間に及んだ場合は，気血の不足もみられます．産後の情緒不安定が招く気うつも，乳汁の流れを悪くし，分泌の低下や乳房トラブルにつながると考えられています．

また，帝王切開分娩や鎮痛薬を用いた分娩だった場合，母親が過体重である場合，強いストレスを感じている場合，糖尿病を合併している場合などは，乳汁分泌の開始や乳汁生産が遅れることがあります．医療者側は，乳汁分泌の低下につながるこれらの要因の有無やお母さんの状態を理解し，生後早期から頻回に授乳できるように支援することが重要といわれています[2)]．

- 不足している気血の生成と乳汁の産生のため，胃腸に負担をかけない消化のよいものを摂る．
- 疲労は母乳分泌に影響するため，授乳の合間に短時間でも昼寝や添い寝をして，疲れをためないように伝える．
- イライラやストレスの原因を見極め，対処してもらうようにする．
- 母乳は食事によって作られるため，美味しく食べられるように工夫する．
- 静かな落ち着いた環境で授乳に集中できることが重要であることを伝える．
- 授乳は暖かくして行う．
- 赤ちゃんの抱き方と乳輪部の含ませ方を確認する．
- 赤ちゃんが母乳を欲しがっているときのサインを覚え，時間授乳ではなく，赤ちゃんが欲しがるタイミングで授乳できるようサポートする．授乳の長さや回数を制限すると飲み残しが増え，乳汁生産低下や乳管閉塞を起こしやすくなる．
- 母乳が足りていることを示すサインを母親に教える．
- 授乳前に，温かく濡らしたタオルを乳房にあてると射乳反射が起こりやすくなる．
- 授乳前や授乳中には，心地よい適度な乳房マッサージを行う．
- 気分が落ち着く音楽をかけるなど，リラックスして授乳するよう伝える．
- 児の飲み残しが乳房内に残らないように，授乳後に搾乳を行う．
- 授乳の姿勢は背中がこりやすく，抱っこも腕や肩こりの原因になるため，パートナーや家族にマッサージしてもらうように伝える．
- 必要に応じて鍼灸治療を受ける．鍼灸治療による乳汁分泌促進効果が報告されている（**Evidence** ⑨，⑩）．

**〈乳汁分泌促進におすすめのつぼ〉**

少沢 48，膻中 3，肩井 31，天宗 34，足三里 16，三陰交 20，湧泉 28

## Evidence ⑨ つぼ療法(鍼療法)による乳汁分泌促進効果

分娩後の母親を対象に，乳房マッサージ群(49例)と，乳房マッサージに円皮鍼(えんぴしん)(微細な鍼が付いたシールをつぼに貼るタイプの鍼療法)を併用した群(50例)に分け，退院時の乳汁分泌状態を評価したところ，乳房マッサージに円皮鍼(中府2，膻中3，少沢48)を併用した群は，退院時の乳汁分泌量が有意に多かった(図6-1)．

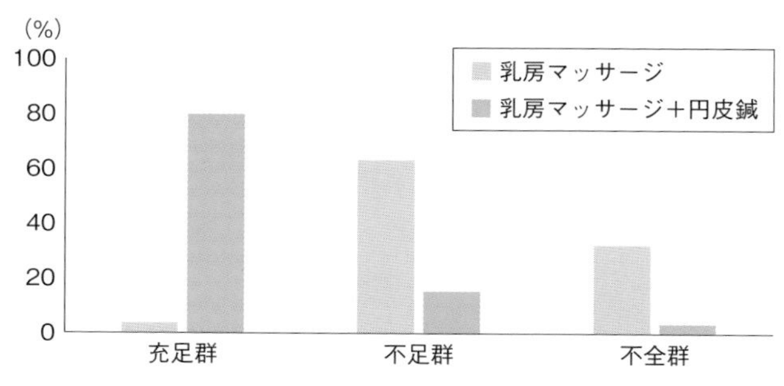


**図6-1 乳房マッサージ単独および乳房マッサージ・円皮鍼療法併用による乳汁分泌促進効果(退院時)**

(立浪たか子，矢野 忠：乳汁分泌促進のためのツボ療法とその効果の検討．母性衛生，38 (4)：396-402，1997．)

## Evidence ⑩ 鍼灸治療により乳汁分泌促進および産後の体調回復効果が得られた症例

**【対象】** 36歳女性，身長160 cm，体重48 kg，6年前に第1子を出産．

**【妊娠・分娩経過】** 第2子を妊娠27週時に帝王切開により出産(児体重1,038 g)．出産時に1,800 mLの多量出血があり，児は極低出生体重児のためNICUに入院．

**【産後経過】** 母親は産後4日目から搾乳を開始．産後2週間で母親は退院し，児は継続入院となった．母親は家事や第1子の送迎があり，搾乳は1日5回程度，搾乳量は1日あたり100 mLであった．

生後1か月の児体重は974 gで，1か月健診で母親に子宮回復不全，手術痕の未回復，身体疲労，腰痛，肩こり，便秘，足部の冷え感がみられたため，産後33日より肩背部の筋の過緊張と足部の冷え感の改善を目的とする鍼灸治療を開始した．

**【治療開始後の経過】** 鍼灸治療当日夜から1回搾乳量が20 mLから30 mLに増加し，1日搾乳量も治療開始前の100 mLから第1回治療翌日は130 mLに増加した．治療開始から5日後の第2回治療翌日には1日搾乳量が150 mLに増加し，その翌日も同量で安定した(図6-2)．また，腰痛は寝返り時改善傾向となり，便秘薬の使用量も治療開始前の1/3に減少するなど，母親の体調に回復傾向がみられた．

**【考察】** 母親の搾乳量に増加傾向がみられ，産後の体調回復が図られたことから，鍼灸治療が母親の精神的健康と乳汁分泌促進につながったと考えられる．

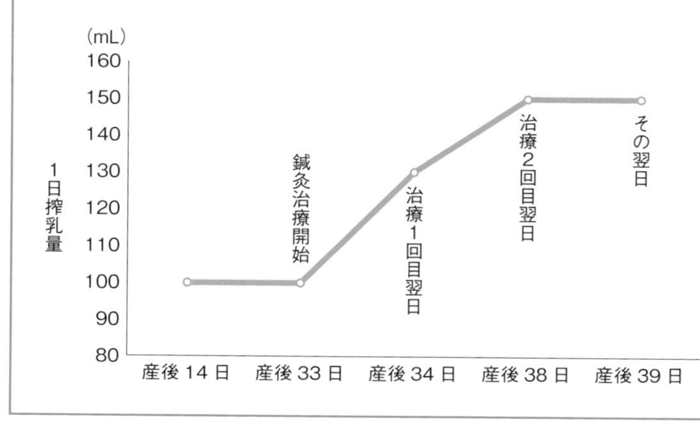


**図6-2 鍼灸治療開始後の搾乳量の推移**

(辻内敬子，他：母子分離を余儀なくされた母親の乳汁分泌不足に対する鍼灸治療の1症例．全日本鍼灸学会雑誌，52 (3)：316，2002.)

## 4 乳汁分泌過多

産後24～72時間は母乳産生量が急激に増え，乳房が張ってきます．このタイミングで頻回に授乳ができれば乳房緊満が予防でき，その後は赤ちゃんの摂取量に応じて乳汁が分泌されるようになるといわれています．しかし，乳汁分泌過多で赤ちゃんがむせる，咳き込む，ガスがたまるといった様子がみられたり，大量の射乳がみられたりした場合はサポートが必要です．

東洋医学では，乳汁は大切な栄養が入っている白い血と考えます．乳汁が余っているからといって搾乳しすぎると，さらに産生が促され分泌過多を助長し，お母さんの身体が痩せて，疲労が増すばかりです．

- 休養が一番大切であることを伝える．
- 食事の制限はしないが，冷たい飲み物を控えてもらう．
- 一律の時間授乳ではなく，赤ちゃんの欲しがるサインをみてから授乳する．
- 頻回授乳は継続し，授乳を休むことは避ける．
- 乳汁分泌が安定してきたら，片側授乳を行ってみる．
- 片側の乳房での授乳で足りたようなら，もう一方の乳房では授乳しない(切り替え授乳にこだわらない)．
- 母乳がよく出ているようなら，授乳後の搾乳はしなくてよい．
- 片側の乳房に偏って飲ませていると，もう一方の乳房が張るので，適度な圧抜きをして，乳輪を柔らかくしておく．
- 授乳を終えても乳房が張るときは，冷やすと楽になることがある．

## 5 乳腺炎症状

乳腺炎症状は，乳房の痛みや熱，赤みです．そのほか，疲労感や頭痛などの症状があります．感染性・非感染性の区別やインフルエンザとの鑑別は難しいです．しかし，外出などで授乳間隔が空きすぎたり，おんぶや下着などで乳腺を圧迫したり，疲労がたまったりすることなどが誘因となります．

- 十分な睡眠をとり，身体の抵抗力を高める．
- うつ乳(乳汁のうっ滞)になっている乳首を赤ちゃんがうまく吸啜できるように授乳姿勢を工夫する．
- 飲み残しがないか確認する．
- 赤ちゃんを抱っこする際は，身体の正面で抱く縦抱きにすると負担が少ない．横抱きの場合は定期的に左右を抱き替える．
- 患部を冷やす，または温める(p.84の**Advice**⑤)．
- 胃経のすりすりマッサージ(p.51の図5-2)を行う．

## 6 乳管の詰まり

今までよく出ていた乳管が詰まったときに，しこりや発赤が生じることがあります．発熱はみられないのが特徴です．主にうっ滞，母乳の詰まり，母乳や壊死細胞の詰まりが原因と考えられており[3)]，乳管開口部を閉塞させる場合もあります．

また，乳房の同じ箇所を圧迫した場合や，乳汁分泌量が赤ちゃんの欲しがる量よりも多い場合，授乳間隔が空いた場合などに起こりやすいようです．

## ‖ Advice ⑤ ‖ 乳腺炎に対する冷罨法・温罨法

乳房が赤く腫れているようにみえる場合や，乳汁が詰まって出にくくなっているような場合は，冷やすとよいのか，温めるほうがよいのか対応に迷います．『乳腺炎ケアガイドライン 2020』[3]では，「乳腺炎の患側乳房に冷湿布をすることは，熱感や痛みを和らげる可能性があるので，乳腺炎に罹患している女性が心地よいと感じれば，冷湿布を使用することを提案する」「本人が心地よいと感じる場合には，授乳直前や授乳中に温湿布を使用することも提案する」とされており，本人が心地よいかどうか，症状に改善がみられるかを確認しながら判断していくとよいでしょう．

**〈冷やす場合の方法と注意点〉**

- 冷やすと心地よく感じる場合には，冷却ジェルシートや冷凍されていない保冷材（過冷却を避けるため）を使って冷やす．
- 濡らした薄手のタオルを凍らせ，それを別の薄手タオルで包んだもので冷やすと，患部の過冷却を避けることができる．
- 冷やしすぎに注意し，特に寒気があるときは冷やさない．
- 乳腺炎で熱があるときには，授乳の間に冷やす．
- 熱を奪うという考えから，キャベツの葉で乳房を包む方法や里芋パスター（里芋のすりおろしや里芋粉で作る湿布），じゃがいも湿布などが用いられることもある[注]．
- 硬くなった乳房にクチナシの花の実を粉末にした糾励根（きゅうれいこん）を湿布すると，痛み，腫れ，熱がとれるとされている[注]．
- 熱湯ですすいだユキノシタの葉の裏面の薄皮を取り除き，葉に油をつけて乳口や潰瘍部に貼る方法もある[注]．

**〈温める場合の方法と注意点〉**

- 授乳直前に温かい濡れタオルなどで乳房を温めることにより，母乳の出がよくなる．
- しこりで硬くなっている部分を温めて，流れがよくなるようにマッサージする．しこりのある部位に温灸をする方法も効果的である．
- 授乳時に寒さを感じることのないよう室温を調整する．
- 下半身は冷やさず，足浴や下半身浴などで温める．
- 足が冷えている場合は湯たんぽなどで温める．
- 繰り返す乳腺炎には，枇杷の葉の上に木綿布をあて温灸をする方法もある[注]．

注）：植物の葉など自然由来の材料を用いる場合は，土壌中に存在する菌による感染症のおそれがあるため，十分注意する．

- しこりのある側から授乳する．
- 授乳中に，しこりのある部分を軽く圧迫して流れがよくなるようにしてみる．
- 授乳中に，しこりのある部位から乳頭に向けて乳房をやさしくマッサージしてみる．
- 入浴中など身体が温まっているときに，乳房をマッサージしてみる．
- 乳房を温めてから授乳する．
- 衣類やきついブラジャーで乳房を圧迫しない．
- しこりの部位に温灸をする．
- 背中や腕のこりをほぐすようにマッサージする．

# 3 産後の養生の基本

妊娠・出産に伴う急激な生理的変化や身体的変化は心身にさまざまな影響を及ぼします．腰痛などの妊娠中のマイナートラブルや分娩に伴う痛みが産後も続くと，産後のQOLが低下し，育児に支障をきたすケースもあります．子育て支援の観点からも，産後の不調の改善は重要です．

お母さんは産後すぐに育児に追われ，自分自身の体調に目を向けてケアする余裕がなかなかもてません．また，高齢出産の増加に伴う親の高齢化や核家族化，親戚との疎遠などで，周囲のサポートが得られにくい環境で子育てをしているお母さんも増えています．お母さんが元気に楽しく育児をできるよう，養生の基本を伝えましょう．

## 1 「産後の肥立ち」の過ごし方

出産後のお母さんの心身が妊娠前の正常な状態に回復する過程を「産後の肥立ち」といい，期間としては産後1か月程度を指します．その期間は静かな部屋で，いつでも横になれるように布団の上でゆっくり過ごしましょう．

産後は，まず自分の心身の回復が必要です．休養をとりながら，自分の身体に触れ，観察し，確認していきます．無理のない範囲で少しずつセルフケアを始め，ケアを習慣化できるように取り組んでいきましょう（p.86の表6-1）．これからの育児のためにも，お母さんの体力と気力の回復が大切です．

**〈産後の回復におすすめのつぼ〉**

足三里16，関元9，湧泉28，三陰交20

つぼ療法は出産直後からできますが，まず物足りない程度の弱めの圧から始めて，気持ちよさを感じる程度に押しましょう．

## 2 産後の食養生

- **食べすぎに注意する**：お母さんは授乳により，自分の大切な血を赤ちゃんに与えています．授乳期のお母さんの脾・胃は，赤ちゃんの栄養となる血を作り出すため日々酷使されており，気は甚だしく消耗し，胃腸が弱くなっている状況です．授乳期は母乳の産生にエネルギーが使われるためお腹が空きますが，胃腸が弱まっている状態で過度に飲食すると，たちまち腹部が硬く痛くなります．産後1か月程度は食べすぎに注意し，胃もたれなどを感じたら，1回の食事量を少なくして，よく噛んで食べましょう．
- **食べやすいものを用意しておく**：前述のとおり，産後はお腹が空きますが，授乳や育児で疲れているお母さんにとっては，食事の支度や後片付けも大きな負担になります．おにぎりのように，お腹が空いたらすぐに食べられるものを用意しておくことで食事にかける手間を省き，なるべく身体を休めましょう．

表6-1　産後の観察ポイントとセルフケアの一例

▶ 産後の身体状態のチェック

- 足先の冷え，皮膚色の確認，湿気と乾燥具合
- 爪の色とひび割れの有無
- お腹の皮膚の弾力・温度
- 足首の開き具合の違い，足の長さの左右差
- 身体の痛み（お腹，腰，肩など）
- 姿勢（産後はお腹に力が入りにくく，抱っこ，授乳，おむつ替えなど前屈みの動作が多く，猫背になりやすい）
- 柔軟性・筋力（体前屈，片足のバランス立ちなど）

▶ 産後のセルフケア

- 冷えがあれば温める（p.64 ～ 68，p.90 参照）
- 左右の足の長さが違う場合は，仰向けになって足を肩幅程度に広げ，同じ長さになるように短いほうの足を引っ張ってもらう
- 授乳の際などにお腹や腰に痛みを感じたら，疼痛部位にカイロを貼るなどして温める
- 身体の歪みや硬さを感じたら，ストレッチを行う
  例）足の三陰経マッサージ（p.73 の図 5-7），骨盤ふりふり体操（p.22 の図 3-15），仰向けで片足ずつ伸ばすストレッチ
- 猫背になっていたら，腕を上にあげて上体をそらす体操を行う
- 腹筋を使って深呼吸する
- 骨盤底筋体操（p.55 の表 5-2）を 1 日に数回行う
- 下肢の大腿部の外側（胆経）のマッサージ・ストレッチ（p.73 の図 5-6）を行う
- 腰への負担軽減のため，うつぶせで休憩する
- 身体の歪みを防ぐため，赤ちゃんは片腕で抱かず，両手で前抱きする
- 立っているときは片足に体重をのせた休めの姿勢ではなく，両足を開いてバランスよく立つようにする

▶ 注意すべき症状（一度医療機関を受診しましょう）

- 退院直後から悪露の量が少ない，あるいは出ない
- 悪臭を伴う悪露がみられる
- 血の塊が出る
- 出血量が通常の月経よりも多い
- 疲労感や腰痛，腹痛が続く
- 38℃以上の発熱が続く

## 3 産後の回復は焦らず・無理せず

産後1か月前後で悪露はなくなり，尿漏れなどの症状も回復してきます．しかし，身体はまだ元通りではありません．産後8週間は母体を休ませなくてはならない時期です．赤ちゃんが眠ったときなど，一緒に横になって身体を休めるようにしましょう．

職場復帰が早い方もいますが，一日も早く回復しなくてはと焦らず，心に余裕をもって，産後4か月後～半年後ほどを目安に調子を整えていこうと考えましょう．

また，産後の回復は周囲のサポートにも影響されます．頑張りすぎず，周りの人に甘えることも大切です．

# 4 産後の痛み・不快症状へのケア

## 1 後陣痛

産後の子宮収縮時の痛みを「後陣痛」といいます(p.76参照)．後陣痛は子宮の回復の表れですから，「痛むに吉」といわれていますが，なかには「陣痛よりも痛い」と訴える方もいます．

- **背中や腰に指圧をする**：背中や腰にテニスボールをあて，痛気持ちいい程度に押します．つぼ療法もおすすめです(後述)．
- **痛みのある部位を温める**：ホットパックなどで温めると痛みが緩和する場合があります．入院中には冷やすこともありますが，冷やすと血が固まり，後から痛みがでてくると考えます．また，血流の滞りは子宮の回復を遅らせると考えます．
- **うつぶせ姿勢になる**

**〈胎盤娩出の促進におすすめのつぼ〉**

肩井 31，中極 10，崑崙 25

**〈後陣痛の緩和におすすめのつぼ〉**

関元 9，中極 10，足三里 16

## 2 会陰部痛

分娩時の会陰切開・会陰裂傷による痛みや縫合痛などが産後も続き，日常生活に支障を及ぼすことがあります．

- **会陰部の圧迫を避ける**：動作時はできるだけ静かに動き，座るときにはドーナツクッションなどを使用し，会陰部に負担がかからないようにします．
- **血行を高め，回復を促進する**：動作時に会陰部が痛むため，歩く際も中腰で足をひきずるような姿勢になり，血行が悪くなりがちです．血流をよくすることが傷の回復を早めますので，中腰の姿勢でもできる足の三陰経(太もも内側)のマッサージ(p.73の図5-7)を繰り返し行いましょう．

**〈会陰部の血行促進におすすめのつぼ〉**

陰包 14，血海 15

## 3 骨盤痛

分娩時に赤ちゃんが産道を通りやすいように，妊婦さんの骨盤まわりの筋肉や靭帯は緩み，骨盤と足をつなげる靭帯も弛緩しています．そのため，産後も骨盤の痛みや骨盤がぐらぐらした感覚が残る場合があります．骨盤は筋肉で支えていますから，おしりの筋肉を締めていけるように取り組みましょう．出産直後から意識しておしりの筋肉を鍛え，骨盤を安定させましょう．

- 立ったときは両足を揃えておしりの筋肉(大殿筋)を締める．
- 1日1回，うつ伏せ姿勢で両足のかかとをくっつけて，おしりの筋肉を締める．

## 4 肩こり

肩こりは国民病です．妊娠中に引き続き，産後も訴えが多い愁訴です．お母さんは，3 kg前後で生まれた赤ちゃんを1日およそ8時間，授乳や寝かしつけなどで抱っこし続けているため，腕や首，背中の筋肉疲労による痛み，手のしびれを伴う肩こりが生じやすい時期です．

筋肉の使いすぎや姿勢の悪さ，抱っこひもによる血行不良，精神的ストレスなどからくる肩こりにはつぼ療法が有効です．押すと痛気持ちいい部位の筋肉をもみほぐしましょう．

肩甲骨を動かすストレッチや，手を前に出して手を握ったり開いたりするグーパー体操もおすすめです．

**〈肩こりの緩和におすすめのつぼ〉**

肩井 31，膏肓 35

## 5 腰痛

妊娠中は「産んだら治る，産後はよくなる」と思っていた腰痛が，産後も思うように回復しない場合があります．多くは赤ちゃんの抱っこや世話による腰への負担や妊娠に伴う筋力低下，骨盤の歪みなどが原因ですが，なんらかの疾患によって腰痛が生じている場合もあります（表6-2）．

疾患由来ではない腰痛であれば，腰に負担がかからないよう動作を工夫し，つぼ療法を取り入れて痛みを軽減しながら，産後4か月頃までを目安に腹筋の回復を図ります．体重が増えて大きくなる赤ちゃんを筋トレの最愛の友として，抱っこを楽しみながら筋肉をつけていきましょう．

- ベッドなどから赤ちゃんを抱き上げるときは，あらかじめ腰を落とし，膝を軽く曲げて腰に負担がかからない姿勢をとる．赤ちゃんは身体の正面で抱くようにする．
- 妊娠中から腰痛がある場合，恥骨痛や殿部痛がある場合にはさらしやベルトを着用し，腰や骨盤を安定させる．
- 椅子に座るときは両足を揃えず，足元に高さ20～30 cmの足台（踏み台）を置き，片足をのせる．
- 洗面所や台所に立つ際にも足台（踏み台）に片足をのせてみる．
- 腰椎の弯曲が強い場合は，仰向けに寝て，足を椅子の上にのせて10分間休む．
- 血行不良も腰痛の原因となるため，足元を冷やさない．
- 仰向けになり膝を立て，お臍を見るように上体をゆっくり起こし，その姿勢を保持する「臍のぞきこみ体操」（5秒間保持を10セット）により腹筋の回復を図る．
- 骨盤底筋体操を行う（p.55の表5-2）
- お腹の「の」の字マッサージにより腹部の血行をよくし，腹筋の回復を図る．

**表6-2 注意すべき腰痛**

- 内臓由来の腰痛
- 尿路感染や膀胱炎などの炎症による腰痛
- 結石による腰痛
- 整形外科疾患による足への放散痛
- 骨粗鬆症による腰痛
- 心因性の腰痛

**〈産後の腰痛緩和におすすめのつぼ〉**

腎兪 39，築賓 19，三陰交 20，湧泉 28

## 6 膝痛

立ち上がろうとしたときや赤ちゃんを抱っこしたときに膝痛が起きやすくなります．産後はお腹が緩んで力が入りづらく，大腿部や殿部も産後の安静により筋力が著しく低下しているため，赤ちゃんを抱っこするときにお腹を突き出して腰で支える姿勢になります．腎の元気を補いながら痛みを緩和し，膝を支える筋力を鍛えましょう．仰向けに寝て足上げストレッチを行い，膝関節を支える大腿四頭筋の強化を図ります．

**〈膝痛の緩和におすすめのつぼ〉**

血海 15，陰陵泉 18，足三里 16，太渓 22

## 7 頭痛

頭痛は，産後の肝気の高ぶり・停滞，あるいは出産による気や血の欠乏によって起きます．また，抱っこや授乳の姿勢による肩や頸のこりからくる頭痛も考えられます．筋肉のこりをほぐす目的でつぼ療法を試してみましょう．

**〈頭痛の緩和におすすめのつぼ〉**

風池 29，天柱 30，肩井 31，曲池 44，合谷 46，太衝 17

## 8 不眠・睡眠不足

産後は，夜間授乳などにより睡眠時間が細切れになり，寝た気がしない，身体の疲れがとれないなど睡眠不足による不調が起こりやすい時期です．過労や精神的ストレスも不眠につながります．特に産後1か月は緊張状態が続くため，心身ともに疲れていることを自覚して，横になる時間を増やしてください．

生後4か月頃になると，赤ちゃんの睡眠リズムも大人と同じ夜型になっていきます．産後1か月を過ぎたら，夜に眠くなるように日中は身体を動かし，活動量を少しずつ増やすのも一つの方法です．夜の寝つきが改善され，授乳の合間の短時間でも深く眠れるようになって自律神経が整います．

**〈気を落ち着かせて不眠を緩和するおすすめのつぼ〉**

内関 11，太衝 17，風池 29，百会 1

## 9 寝汗

妊娠・出産を通して女性の身体は強いストレスに晒され，身体は病人と同じ程度に疲れ，精神的には興奮状態にあります．また，産後の急激なホルモンの変化により自律神経のバランスが崩れ，のぼせや汗が出やすくなっています．ホルモンはおよそ8週間程度でもとに戻りますが，セルフケアとして，呼吸を整えながらリラックスし，自律神経を整えていきましょう．

- 汗をかいたら，汗で冷えないように着替える．
- 風が身体に直接あたらないようにする（後述の「**11 冷え**」を参照）．

- 寝苦しさによる睡眠不足を解消するため，横になる時間を増やして睡眠を確保する．
- お腹を意識して深呼吸をする．
- 白湯を飲み，冷たいものの飲食は控える．

**〈寝汗の改善におすすめのつぼ〉**

太渓 22，復溜 21，三陰交 20

## 10 めまい

産後は，気の不足，疲労感によりめまいが起きやすくなります．よく寝て身体の元気を高めていきましょう．一方，イライラや頭痛に伴う気の高ぶりによるめまいもあります．その場合は肝気を静めるために深呼吸を行いましょう．

**〈めまいの改善におすすめのつぼ〉**

足三里 16，太衝 17，百会 1

## 11 冷え

体力と気力を使った出産直後は，外邪(外からくる邪気)とされる風や冷えが身体の中に侵入しやすい状態であるため，外邪を入れないことが重要です．身体が冷えると産後の回復が遅れると考えられています．夏も室内の冷やしすぎに注意し，レッグウォーマーなどを活用しましょう(「冷え」への対処法やおすすめのつぼはp.64～68も参照のこと)．

- **風が身体に直接あたらないようにする**：特に扇風機や窓辺からの風を身体に直接あてることはよくないとされています．赤ちゃんの身体にも風を直接あてないようにしましょう．
- **発汗による冷えに注意する**：産後はホルモンバランスの変化により汗をかきやすくなっています．また，授乳やおむつ替えなどの慣れない育児で慌てる場面が多くなるため，緊張の汗をかくことも多いでしょう．汗は蒸発するときに身体の熱を奪いますから，冷気に肌がふれないよう，薄手の長袖を羽織るなどして冷えないようにしましょう．
- **冷飲食を避ける**：冷たいものを飲んだり食べたりすることは控え，身体を温める白湯や温かいものを摂って過ごしましょう．

## 12 むくみ

産後は下半身にむくみが起こりやすく，足の甲がぽっこりとむくんでいたり，足首のくびれがなくなるほどのむくみがみられることがあります．産後1か月は安静にして過ごすため，なかなか治らないことを気にする方もいます．安静期間中でも日常生活動作を工夫してむくみの解消に努めましょう．

- トイレに行くときや赤ちゃんをあやすときは足を歩幅程度に前後に広げて立ち，身体を前後に揺らして足首を動かすようにする．
- 歩くときは歩幅をやや大きくし，足首やおしりの筋肉を意識的に動かす．

**〈むくみの緩和におすすめのつぼ〉**

陰陵泉 18，三陰交 20，湧泉 28，太渓 22

## 13 抜け毛

第5章のp.71でも述べたとおり，東洋医学では，毛髪は「血の余り」，つまり血から作られ，腎気の状態を表していると考えます．産後のお母さんは妊娠・出産により血が不足し，妊娠中は腎気を使って赤ちゃんを育てていたことから，産後数か月経つ頃から抜け毛が増えます．頭皮の血液循環と精神的ストレスを緩和して，血を補っていくことが必要です．

**〈産後の抜け毛の予防・改善におすすめのつぼ〉**

百会 1，中脘 5，太衝 17，天柱 30

## 14 目の疲れ

昔から「産後の針仕事は控えるように」といわれるように，目の酷使は肝を傷つけると考えられています．テレビやスマートフォン，パソコンを長時間見ないようにしましょう．また，目の疲れを感じたら，気持ちを安らかにし，肝の気の上昇を抑えます．

- まぶたに温湿布をして目の疲れを緩和する．
- 首や肩に温湿布やカイロを貼り，血行促進を図る．
- 首や肩のこりを緩和するつぼ療法を行う（p.56，88参照）．

**〈目の疲れ解消におすすめのつぼ〉**

百会 1，合谷 46，太衝 17，足三里 16

# 5 お母さんと赤ちゃんのスキンシップ—触れ合いのベビーマッサージ

第2章で解説したとおり，東洋医学は心と身体を一体としてみる「身心一如」の考え方を基本としています．お母さんが「元気に大きく育ってね」という願いを込めながら赤ちゃんと触れ合うスキンシップは，親子の絆を深めるコミュニケーションに役立つだけでなく，赤ちゃんの健康増進や疾患予防にもつながります．本書の最後に，簡単で手軽に実践できるベビーマッサージを紹介します．

## 1 ベビーマッサージとは

これから紹介する「触れ合いのベビーマッサージ」は，東洋医学の手法を取り入れ，赤ちゃんの肌にそっと触れて，なでたりさすったりするマッサージです．

東洋医学では，皮膚は衛気というバリアをもち，身体の外から侵入する邪気である「外邪」の侵入を防いでいると考えています．赤ちゃんは抵抗力が弱く，雑菌が体内に入ると病気にかかりやすくなります．また，赤ちゃんは呼吸により栄養を運ぶ「肺」と，消化吸収して栄養を作り出す「脾」が弱い傾向にあります．

このマッサージによって皮膚をやさしくなでることで，赤ちゃんの肺のバリアが高まり，元気が保たれると考えています．自律神経，ホルモン，免疫機能などにも働きかけ，身体が本来もっている「自然治癒力」がパワーアップしていきます．自然治癒力が高まると，赤ちゃんの「元気」が育って，疾患の予防や，疾患からの回復を早める効果が期待できます．

## 2 ベビーマッサージの利点

入院中あるいは1か月健診や産後の育児教室などでベビーマッサージの意義や方法を伝え，実践してもらうことは，赤ちゃんのみならず，お母さんにとっても多くの利点があります．

- **触れ合うことで赤ちゃんの扱いに慣れ，自信につながる**
- **赤ちゃんとお母さんが一緒に元気になる**：毎日赤ちゃんの表情を観察しながらマッサージすることにより，嬉しい気持ちや楽しい気持ちがお互いにわいてきます．
- **健診や産後のベビーマッサージ教室などがお母さんどうしのつながりをつくるきっかけとなる**：産後のお母さんは社会活動が制限されることが多く，精神的な健康関連QOLが低い傾向にあり，さらに核家族化で赤ちゃんとの触れ合い方を教わる機会が少ないため，お母さんどうしのつながりが大切です．

実際，ベビーマッサージが母親の精神的健康観に与える効果として，「子どもを扱いやすくなる」「不安感が改善する」「子どもがかわいく思えてくる」「うつ気分の緩和が図られる」などがあるといわれています（Evidence ⑪，表6-3）．

ベビーマッサージの方法を伝え，実践してもらうことで親子双方に笑顔がみられ，家族の支援につながります．

## ‖ Evidence ⑪ ‖　ベビーマッサージが母親の対児感情とメンタルヘルスに与える影響

**【対象】** ベビーマッサージ教室に参加し，愛着が安定する生後3か月以降の児をもつ61例の母親のうち，要件を満たした56例(初産婦45例，経産婦11例)を対象とした．対象者の乳児は男児30例，女児26例で，児の平均月齢は4.8±2.0か月であった．

**【介入方法】** ベビーマッサージ教室は2回行い(90分間/回)，マッサージの方法と注意点の説明，自己紹介，子どもの気になる症状などについて語る時間を設けた．その後，各自自宅にて母親が児の機嫌のよい時間を見計らって毎日1～2回，1回7分程度でベビーマッサージを行った．

**【評価方法】** ①エジンバラ産後うつ病質問票(EPDS)，②対児感情評定尺度，③我が子の扱いやすさ質問票について，マッサージ前と1週間マッサージ実施後の変化で評価した．

**【結果】** ①EPDS得点の平均点，②対児感情評定尺度の接近得点・拮抗指数，③我が子の扱いやすさ質問票の「扱いやすい」はマッサージ前後で有意に変化した(P＜0.01)(表6-3)．

**【考察】** 母親は児に触れることにより，児の感情を汲み取ることが容易になり，コミュニケーションがとりやすくなるという適切な自己達成感やメンタルヘルスの向上につながる．さらに，産後うつ病や抑うつ状態にある母親を支えるケアとしてもベビーマッサージは重要であると考えられる．本研究で行った軽擦を主としたベビーマッサージは，母親の対児感情とメンタルヘルスに良好な影響を与える可能性が示唆された．

**表6-3　ベビーマッサージ前後における各評価の比較**

| 評価方法 | 項目 | 平均±標準偏差 | | P値 |
|---|---|---|---|---|
| | | ベビーマッサージ前 | ベビーマッサージ後 | |
| EPDS | EPDS 得点 | 6.1±3.1 | 5.3±2.6 | 0.0036 |
| | EPDS 高得点者 EPDS ≧ 9 | 9例（16.1%） | 6例（10.1%） | |
| 対児感情* | 接近得点 | 31.5±7.3 | 34.1±5.7 | 0.0000 |
| | 回避得点 | 6.8±3.8 | 6.2±4.4 | 0.0529 |
| | 拮抗指数 | 23.0±15.2 | 19.3±16.0 | 0.0475 |
| 我が子の扱いやすさ質問票 | 扱いやすい | 3.4±0.9 | 3.6±0.8 | 0.0273 |

*接近得点：対児感情の良好な感情を表し，児への親近感を示す．
回避得点：児を避けたい感情を表し，否定的な感情を示す．
拮抗指数：接近感情と回避感情の相克度を表す．

(辻内敬子，堀内　勁：軽擦を主としたベビーマッサージが母親の対児感情とメンタルヘルスに及ぼす影響．日本東洋医学系物理療法学会誌，45 (2)：41-47，2020.)

## 3 ベビーマッサージの心得

- 赤ちゃんのお腹が空いていない，機嫌のよいときに行いましょう．
- お母さんや赤ちゃんが疲れているときや，熱があるときはやめましょう．
- お母さんの手を温かくしてから行いましょう．
- 赤ちゃんに触れる手はそっと，やさしく，柔らかく，手のひら全体をそわせるようにしましょう．
- 指や手で赤ちゃんの肌に触れながら，皮膚の状態や体調，心の変化も感じとりましょう．
- 赤ちゃんへの気持ちを込めて，力を入れすぎず，楽しんで行いましょう．
- 赤ちゃんの目を見て，語りかけながら行いましょう．
- 赤ちゃんが動き始めたら無理に続けようとせず，赤ちゃんとお母さんがやりやすい場所から再開しましょう．
- マッサージは1回5分程度とし，毎日少しずつでも続けましょう．

## 4 ベビーマッサージの進め方とポイント

ベビーマッサージの進め方の一例を図6-3に示します．

指や手のひら全体を使い，一定の圧をかけながら赤ちゃんの全身をゆっくりとマッサージします．加えて，手足の曲げ伸ばしなども行います．通常のマッサージでは「揉む」「押す」行為がありますが，ベビーマッサージは「さする」が主となります．

皮膚面に触れるときの圧は，生後3か月以前は「羽毛でなでる程度」，それ以降は，「そっと肌をすべらせるような軽擦」を繰り返します[4)]．足底はつぼを押す動作が加わりますが，もむ行為は入りません．

マッサージを実施するときのポイントは次のとおりです．

- 「○○ちゃん，マッサージを始めますよ」と赤ちゃんへのあいさつから始めましょう．
- 「背中なでなでしますよ」など，触れる部位や動作を伝えながら進めます．
- 背中は肩甲骨の間や腰，おしりをくるくると重点的になでてみましょう．
- 肘から手先へ，太ももから足先へもなでていきましょう．
- 赤ちゃんに嫌がる様子がなければ，手や足の指先にも刺激を加えましょう．
- 最後は必ず「はい，おしまいです」と終わりの合図をして，頭から足までを3回程度なでて終了します．

ベビーマッサージは，心と身体の調和を目指して行う大切なスキンシップです．本書を参考に，ぜひ出産準備教室に取り入れてみてください．きっとお母さんと赤ちゃんを癒してくれることでしょう．

①さあ，はじめましょう
②頭をなでなで
③頭をかさかさ
④胸は中心から外側へなでる
⑤腕は肩から手首までなでる
⑥お腹は円を描くようになでる
⑦手のひらと手の指をなでる
⑧指は付け根から先へ１本ずつなでる
⑨足は太ももから足首へなでる
⑩足の甲，足の裏，足の指をなでる
⑪うつぶせにして頭から首をなでる
⑫首から肩，肩甲骨をなでる
⑬背中を上から下へなでる
＊背骨を押さないこと
⑭おしりくりくり
⑮背中から足まで上から下へ
３回なでて終了

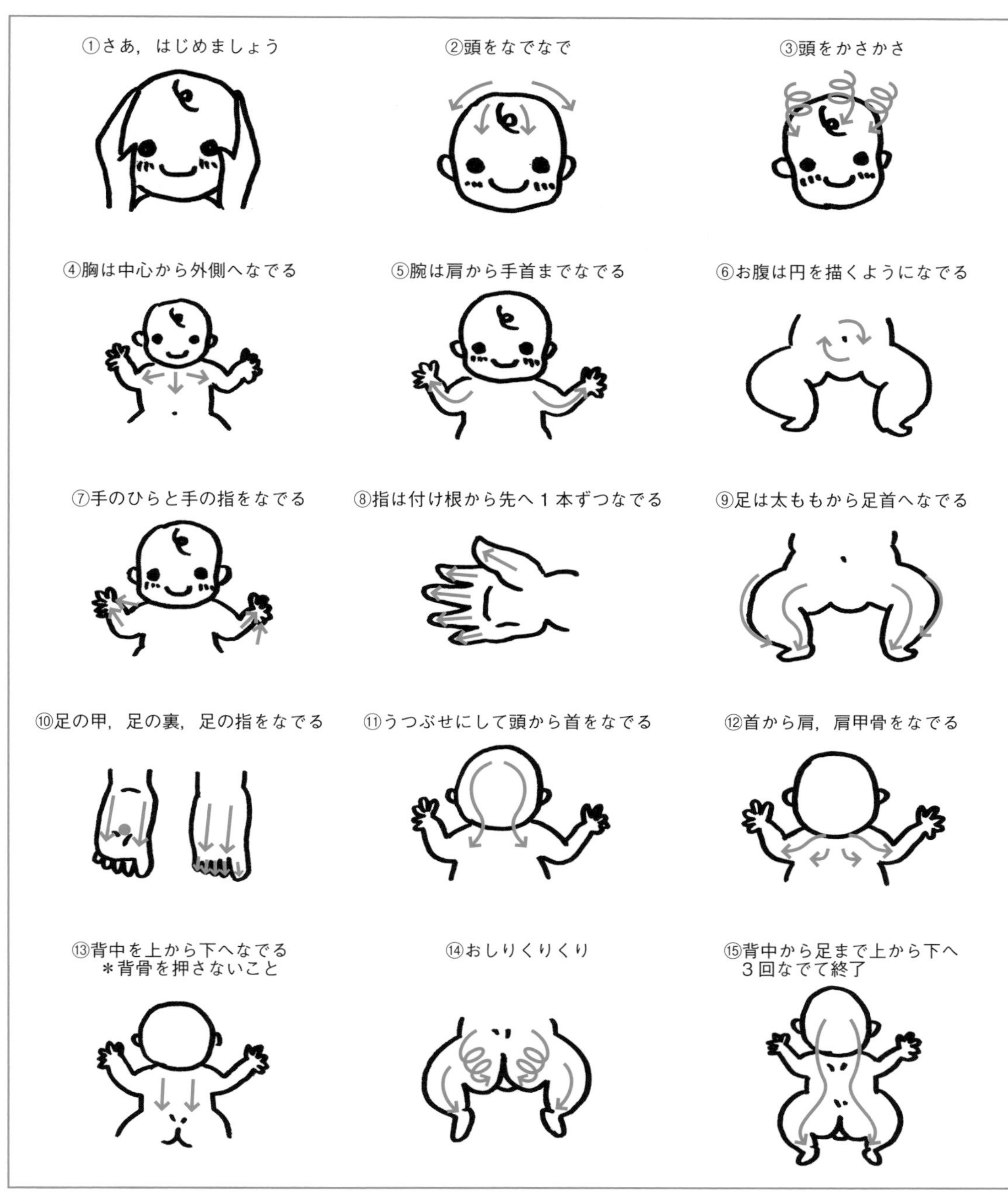

図6-3　ベビーマッサージの一例
（辻内敬子，小井土善彦：東洋医学で自然治癒力を高める　０ヶ月からのベビーマッサージ＆つぼ療法．技術評論社，2005．を参考に辻内みくイラスト作成）

## 参考文献

1）水野克己，水野紀子：母乳育児支援講座．改訂2版，p.222，南山堂，2017．
2）前掲1）　p.33．
3）日本助産師会，日本助産学会：乳腺炎ケアガイドライン 2020．日本助産師会出版，2021．
4）辻内敬子，小井土善彦：東洋医学で自然治癒力を高める　0ヶ月からのベビーマッサージ&つぼ療法．pp.30-37，技術評論社，2005．

# 本書で紹介した つぼ一覧

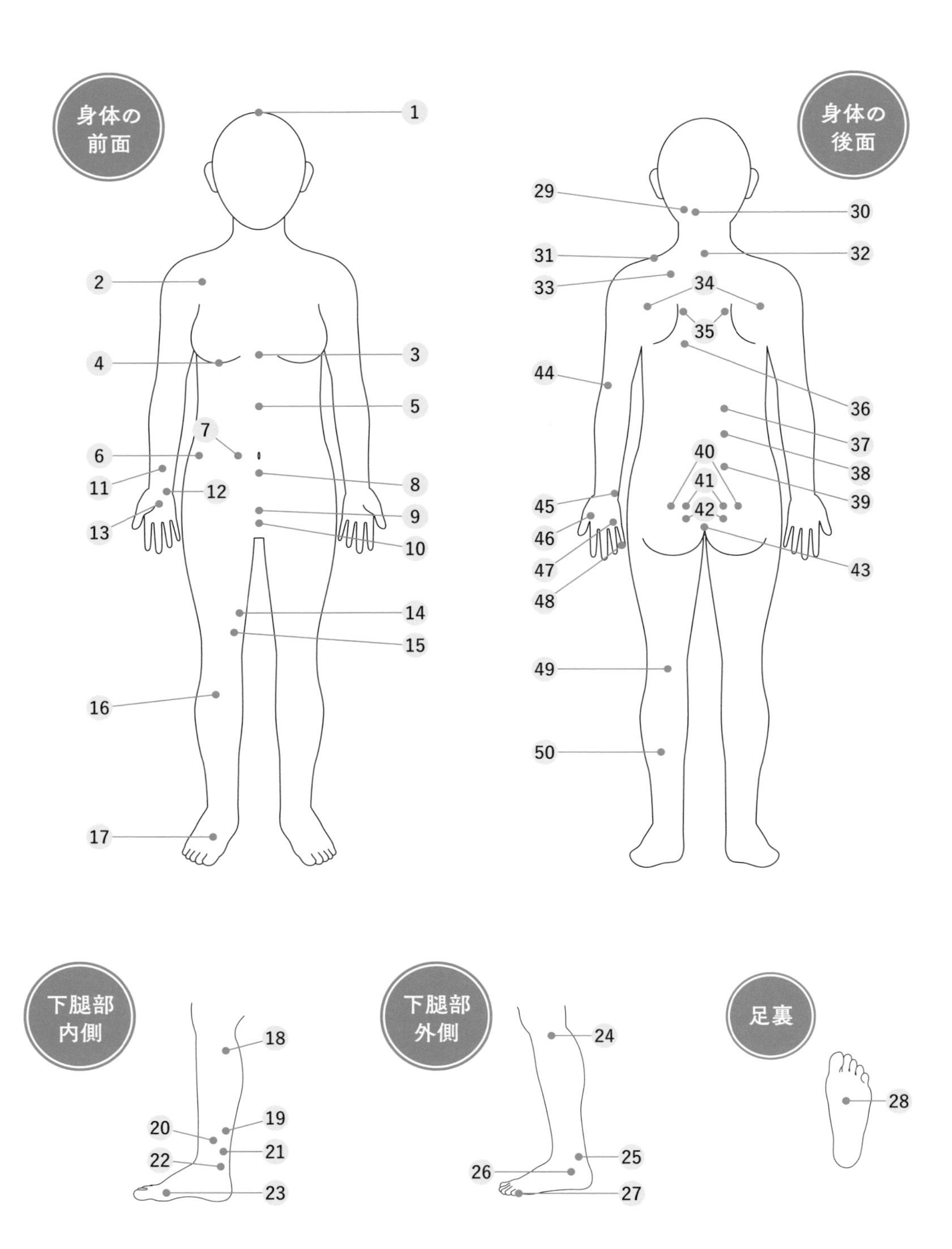

| | 名称 | 読み方 | 位置（*は身体の左右対称に存在するつぼ） |
|---|---|---|---|
| 1 | 百会 | ひゃくえ | 頭のてっぺんの真ん中 |
| 2 | 中府 | ちゅうふ | 鎖骨の外端下のくぼみから指1本分下* |
| 3 | 膻中 | だんちゅう | 胸骨の真ん中で，左右の乳頭を結んだ線と交わるところ（第4肋骨の高さ） |
| 4 | 乳根 | にゅうこん | 乳頭から指2本分程度下．女性では乳房下縁の中点* |
| 5 | 中脘 | ちゅうかん | おへそとみぞおちを結んだ線の中央 |
| 6 | 帯脈 | たいみゃく | 第11肋骨端の下でおへそと同じ高さ* |
| 7 | 天枢 | てんすう | おへそから指3本分外側* |
| 8 | 気海 | きかい | おへそから指1.5本分下 |
| 9 | 関元 | かんげん | おへそから指4本分下 |
| 10 | 中極 | ちゅうきょく | おへそから片手幅（指5本）分下 |
| 11 | 内関 | ないかん | 手のひら側の手首のしわから肘寄りに指3本分上* |
| 12 | 神門 | しんもん | 手のひら側の手首のしわ上の小指側にある凹み* |
| 13 | 労宮 | ろうきゅう | 手を握ったときに中指があたるところ* |
| 14 | 陰包 | いんぽう | 太ももの内側で，膝の皿から指5本分上* |
| 15 | 血海 | けっかい | 膝の皿の内側の角から指3本分上* |
| 16 | 足三里 | あしさんり | 膝の皿の下のくぼみに人差し指を当て，足先方向に指4本分下* |
| 17 | 太衝 | たいしょう | 足の甲で，親指と人差し指の間の骨が交わるところの凹み* |
| 18 | 陰陵泉 | いんりょうせん | 膝下内側にある太い骨の真下* |
| 19 | 築賓 | ちくひん | ふくらはぎの内側で，内くるぶしから指5本分上* |
| 20 | 三陰交 | さんいんこう | 内くるぶしから指4本分上で脛骨のきわ* |
| 21 | 復溜 | ふくりゅう | 内くるぶしから指3本分上がった高さでアキレス腱の前側のきわ* |
| 22 | 太渓 | たいけい | 内くるぶしとアキレス腱の間の凹み* |
| 23 | 太白 | たいはく | 足の親指の付け根のふくらみの後ろの凹み* |
| 24 | 陽陵泉 | ようりょうせん | 膝の外側にある骨のでっぱりの直下の凹み* |
| 25 | 崑崙 | こんろん | 外くるぶしとアキレス腱の間にある凹み* |
| 26 | 申脈 | しんみゃく | 外くるぶしの真下* |
| 27 | 至陰 | しいん | 足の小指の爪の付け根の外側* |
| 28 | 湧泉 | ゆうせん | 足裏の土踏まずより指側寄りで，足の指を曲げたときに最も凹む部分* |
| 29 | 風池 | ふうち | 天柱 30 から髪の生え際に沿って太い筋肉の山の外側に指1本分移動した凹み* |
| 30 | 天柱 | てんちゅう | 髪の生え際で，首の太い筋肉の外側* |
| 31 | 肩井 | けんせい | 首を前に倒したときに飛び出している骨と肩先を結んだ線の中央* |
| 32 | 大椎 | だいつい | 首を前に倒したときに飛び出している骨の下 |
| 33 | 肩外兪 | けんがいゆ | 肩甲骨上線で背骨寄りの角の凹み* |
| 34 | 天宗 | てんそう | 肩甲骨のほぼ中央* |
| 35 | 膏肓 | こうこう | 肩甲骨の内縁の真ん中あたり* |
| 36 | 膈兪 | かくゆ | 左右の肩甲骨下端を結んだ線上で，背骨から指2本分外側* |
| 37 | 脾兪 | ひゆ | 腎兪 39 から背骨3つ分上* |
| 38 | 胃兪 | いゆ | 腎兪 39 から背骨2つ分上* |
| 39 | 腎兪 | じんゆ | ウエストラインの高さで背骨から指2本分外側* |
| 40 | 胞肓 | ほうこう | 次髎 41 から指3本分程度外側* |
| 41 | 次髎 | じりょう | 仙骨上で上から2番めの凹み* |
| 42 | 中髎 | ちゅうりょう | 次髎 41 の下，仙骨上で上から3番めの凹み* |
| 43 | 長強 | ちょうきょう | 尾骨下端と肛門の中央 |
| 44 | 曲池 | きょくち | ひじを曲げたときに外側にできるしわの先端* |
| 45 | 陽谷 | ようこく | 手の甲側の手首の小指側にある丸い骨の上の凹み* |
| 46 | 合谷 | ごうこく | 手の甲側で，人差し指と親指の間にできる凹み（第2中手骨の真ん中）* |
| 47 | 中渚 | ちゅうしょ | 手を握ったときに小指と薬指の山から手の甲側にできる凹み* |
| 48 | 少沢 | しょうたく | 手の小指の爪の付け根の外側* |
| 49 | 委中 | いちゅう | 膝の裏側の中央* |
| 50 | 承山 | しょうざん | 膝裏と足首の中間点* |

（矢野　忠：女性のための東洋医学入門ー自分でできるツボ療法．増補新版．日中出版，1999．を参考に作図・作表）

【著者略歴】

辻内敬子

せりえ鍼灸室　副院長
湘南鍼灸マッサージ学校（現：湘南医療福祉専門学校）卒業
1992 年　せりえ鍼灸室開業
現在，神奈川県立衛生看護専門学校助産師学科非常勤講師，東京有明医療大学保健医療学部鍼灸学科非常勤講師
〈所属学会等〉
全日本鍼灸学会，日本温泉気候物理医学会，日本母性衛生学会，日本助産学会，
日本東洋医学系物理療法学会，かながわ母乳の会世話人，女性鍼灸師フォーラム代表，
女性と子どものための女性鍼灸師グループ「ぷれる」会員
〈著書〉
「ゆったりおうちで体質改善　妊活お灸」（共著）．河出書房新社，2015.
「顔望診をはじめよう　顔でわかる今日のナチュラルケア」（監修）．デコ，2014.
「お灸のすすめ」（共著）．池田書店，2012.
「イラストと写真で学ぶ　逆子の鍼灸治療　第 2 版」（共著）．医歯薬出版，2017.
「鍼灸臨床のコツ」（共著）．医道の日本社，2008.
「東洋医学で自然治癒力を高める　0ヶ月からのベビーマッサージ&つぼ療法」（共著）．技術評論社，2005.
「疾患別治療大百科シリーズ 7　産科婦人科疾患」（共著）．医道の日本社，2002.

【編集協力者略歴】

豊倉節子

神奈川県立衛生看護専門学校助産師学科卒業
20 年間病院勤務後，1994 年から横浜市泉区に豊倉助産院を開業

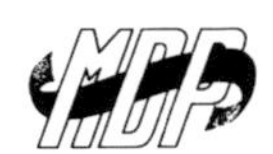

東洋医学ではじめる出産準備教室　第 2 版
妊産婦と赤ちゃんのための身体づくり・セルフケア
ISBN978-4-263-71071-5

2012 年 11 月 20 日　第 1 版第 1 刷発行
（出産準備教室　東洋医学を取りいれた
妊婦さんの体づくりとセルフケア）
2020 年 10 月 10 日　第 1 版第 4 刷発行
2024 年 3 月 20 日　第 2 版第 1 刷発行（改題）

著者　辻内敬子
発行者　白石泰夫
発行所　医歯薬出版株式会社

〒 113-8612　東京都文京区本駒込 1-7-10
TEL.（03）5395-7618（編集）・7616（販売）
FAX.（03）5395-7609（編集）・8563（販売）
https://www.ishiyaku.co.jp/
郵便振替番号 00190-5-13816

乱丁，落丁の際はお取り替えいたします　印刷・壮光舎印刷／製本・皆川製本所